[清] 曹颖甫 著

伤寒发微

中国科学技术出版社

·北京·

图书在版编目（CIP）数据

伤寒发微 /（清）曹颖甫著 . —北京：中国科学技术出版社，2023.1

ISBN 978-7-5046-9639-7

Ⅰ . ①伤… Ⅱ . ①曹… Ⅲ . ①《伤寒论》—研究 Ⅳ . ① R222.29

中国版本图书馆 CIP 数据核字（2022）第 100425 号

策划编辑	韩　翔　于　雷
责任编辑	延　锦
文字编辑	靳　羽　张玥莹　卢兴苗
装帧设计	佳木水轩
责任印制	徐　飞

出　　版	中国科学技术出版社
发　　行	中国科学技术出版社有限公司发行部
地　　址	北京市海淀区中关村南大街 16 号
邮　　编	100081
发行电话	010-62173865
传　　真	010-62179148
网　　址	http://www.cspbooks.com.cn

开　　本	710mm×1000mm　1/16
字　　数	183 千字
印　　张	17
版　　次	2023 年 1 月第 1 版
印　　次	2023 年 1 月第 1 次印刷
印　　刷	运河（唐山）印务有限公司
书　　号	ISBN 978-7-5046-9639-7/R·2907
定　　价	32.00 元

内容提要

　　曹颖甫一生治医专宗仲景，以善用经方闻名。本书为曹氏对《伤寒论》精蕴和原委的探索之作。全书融会了曹氏数十年的临床经验，书中注释各条，不但解析病理，而且援引著者多年治病经验为佐证，尽是曹氏将仲景医理、医方实践发挥后的感悟。读者依曹氏之言，在临床中多加运用，当知医家真传。曹氏留给后人的著作，是发掘、整理传统中医学的宝贵资料。本书适合广大的中医从业人员及中医爱好者阅读参考。

作者简介

曹颖甫（1866—1937年），名家达，字颖甫，一字尹孚，号鹏南，晚署拙巢老人，江苏江阴人，医学家。

少年时受家中长辈影响，以读医书为乐自言"髫（tiáo，幼年）年即喜读张隐庵《伤寒论注》"。光绪年间，中举人，入南菁书院研求经训之学，人皆称之"曹戆（gàng，傻愣）"，曹颖甫受之夷然。后因清政府废除科举，曹颖甫转而行医，兼卖诗赈画，赖以生计。其书画一流，在沪期间，还结识了吴昌硕等名流。

丁甘仁创办上海中医专门学校，延骋曹颖甫，虽然曹颖甫的口才不好，口音又重，上课时还带着水烟筒和纸媒，且抽且讲。但学生数百人，秦伯未、章次公、严苍山、姜佐景等名家皆继其术。

1937年七七事变后，中日战争全面爆发，曹颖甫在江阴老家的书房中修改书稿，忽有四个日本兵追赶一妇女闯入曹宅，曹颖甫闻变，拄杖而起，上前拦住，怒喝日兵。日兵发作，举枪便打，曹颖甫不倒，日兵又用刺刀捅其腹，一代名医自此就义。

因曹颖甫生平喜梅，时人赞其"此身定是梅花骨，万世流传医圣魂"。

出版说明

　　本书以 1956 年上海千顷堂书局石印本为底本，原书系繁体字本，现易为规范的简化字本；原书系竖排本，现易为横排本，依照惯例，书中的"右"字，一律改为"上"字。凡例部分，原书顺序号均为"一"，现按"1、2、3⋯⋯"顺序号径改。

　　凡书中明显刊刻错误，或径改，或于文后加注；通假字或异体字径改，个别的给予保留，文后不出注。

　　为保持本书面貌，书中的"内""证候""症候"等字或词未作改动；处方名及用量，原则上均遵原书不改。

　　原书中的部分药名、专有名词等，按照现代统一名称径改，如"栝楼"改为"瓜蒌"，"黄耆"改为"黄芪"，"藏府"改为"脏腑"等，文后不出注。

凡例八则

1. 本书一日、二日、三日为一候、二候、三候，伤寒七日一候，中风六日一候，以下五六日、八九日等，均不在此例，所以不言四候者，以阳明居中土，无所复传。凡传三阴，大概为误治之坏病，否则别有感受也。

2. 本书谬处甚多，鄙人不避讪谤，辄为更正，使学者视病处方，有所信从，不致自误误人。知我罪我，听之而已。

3. 内脏解剖，当以西说为标准，不当坚执旧说。西医所谓胸中有淋巴系统，即中医所谓脾阳及上中二焦之关键，所以发抒水谷之气而成液与汗者，皆由于此。西医所谓输尿管，即中医所谓下焦。西医谓胃底含有胆汁，足以证明少阳、阳明之同化，及消渴厥阴、跗阳同病之理。故注中间采其说，与谬托科学者固自不同。

4. 本书有会通前后而其义始见者，诸家注文，每有顾此失彼之弊，致前后意旨差谬，鄙注幸免此失，愿与明眼人共鉴之。

5. 著述之家辄有二病：一为沿袭旧说，一为谬逞新奇。鄙人以考验实用为主要，间附治验一二则，以为征信。非以自炫，特为表明仲师之法，今古咸宜，以破古方不治今病之惑，阅者谅之。

6.药性不明，不可以治病。芍药苦泄，通营分之瘀，葛根升提、增液，能引太阳经输内陷之邪，使之外出，意旨俱本张隐庵。似较以芍药为酸寒敛汗，以葛根为阳明主药者为正，明者辨之。

7.三阴之病，纯阴则死，回阳则生，黄坤载说最为切中。凡阳亢而死者，皆医之过也。鄙注特申黄说，而补其所不及，似较原注为胜。

8.霍乱之证，浊气不降，清气不升，纵然有热，吐泻交作之后，中气必属虚寒，故仲师以四逆、理中为主方，足证近代霍乱新论之谬。

以上八则，不过略举大端，微者阙之，以俟阅者自悟。倘海内同志有能匡予不逮、正予误者，不胜荣幸。

原 序

余每览越人入虢之诊，望齐侯之色，未尝不慨然叹其才秀也。怪当今居世之士，曾不留神医药，精究方术，上以疗君亲之疾，下以救贫贱之厄，中以保身长全，以养其生，但竞逐荣势，企踵权豪，孜孜汲汲，惟名利是务。崇饰其末，忽弃其本，华其外而悴其内，皮之不存，毛将安附焉？卒然遭邪风之气，婴非常之疾，患及祸至，而方震栗，降志屈节，钦望巫祝，告穷归天，束手受败。赍百年之寿命，持至贵之重器，委付凡医，恣其所措，咄嗟呜呼！厥身已毙，神明消灭，变为异物，幽潜重泉，徒为啼泣。痛夫！举世昏迷，莫能觉悟，不惜其命，若是轻生，彼何荣势之云哉！而进不能爱人知人，退不能爱身知己，遇灾值祸，身居厄地，蒙蒙昧昧，蠢若游魂，哀乎！趋世之士，驰竞浮华，不固根本，忘躯徇物，危若冰谷，至于是也。

余宗族素多，向余二百。建安纪年以来，犹未十稔，其死亡者三分之二，伤寒十居其七。感往昔之沦丧，伤横夭之莫救，乃勤求古训，博采众方，撰用《素问》《九卷》《八十一难经》《阴阳大论》《胎胪药录》并《平脉辨证》，为《伤寒杂病论》合十六卷，虽未能尽愈诸病，庶可以见病知源。若能寻余所集，思过半矣。

夫天布五行，以运万类；人禀五常，以有五脏。经络府俞，阴阳会通，玄冥幽微，变化难极，自非才高识妙，岂能探其理致哉！上古有神农、黄帝、岐伯、伯高、雷公、少俞、少师、仲文，中世有长桑、扁鹊，汉有公乘阳庆及仓公，下此以往，未之闻也。观今之医，不念思求经旨，以演其所知，各承家技，终始顺旧，省疾问病，务在口给，相对斯须，便处汤药。按寸不及尺，握手不及足，人迎、跌阳、三部不参，动数发息，不满五十，短期未知决诊，九候曾无仿佛；明堂阙庭，尽不见察，所谓管窥而已。夫欲视死别生，实为难矣！

孔子云："生而知之者上，学则亚之，多闻博识，知之次也。"余宿尚方术，请事斯语。

汉长沙太守南阳张机撰

自　序

　　拙巢子少治举业，常以文学谈医理，空明研悟，自谓今古无双者，殆不灭乎玉楸。夫人之一身，水寒而血热，液清而气浊。然汤谷温泉，严冬无冰，萧邪寒焰，盛夏不热。阴阳相抱，内脏乃和。长夏土湿，潦水不澄，秋高气寒，白露始下。升降轻重，损益悬殊。固尝踌躇满志，以为足治仲景书矣。不意开卷以来，辄生艰阻，九折之坂中截，十仞之渊无梁，则又为之彷徨瞻顾，慨焉兴叹。故不为之开山凿石，则夷庚不通；不为之伐木成桥，则彼岸不达。昔张隐庵集注既成，自序云："经寒暑，历岁月，废寝食，绝交游。"谅哉斯言！予研核《伤寒论》起于丁卯之秋，每当不可解说之处，往往沉冥终日，死灰不旸，槁木无春；灵机乍发，乃觉天光迸露，春红结繁，夏绿垂阴，又如幽兰始芳，野水凝碧，神怡心旷，难以言喻。匝月之中，屡踬屡兴，不可计数。书于庚午季夏告成，盖三年于兹矣。嗟乎！神禹畏龙门之峻，则北条洪河不奠；鬶熊惮荜路之劳，则南荒山林不启。仲景之学，湮晦者几何年矣？自张隐庵出，始能辨传写倒误，而尚多沿袭；自黄坤载出，始能言三阴生死，而狃于五行。然则予之为此，正欲继两家心苦以复旧观云尔。若徒以改窜经文为罪责，则是惜山泽而不焚，纵其龙蛇禽兽，惮荆棘而不剪，养其狐狸豺狼。此真庄生所谓"哀莫大于心死"者也。世有达人，予将拭目俟之。

辛未端阳后三日江阴曹家达

目　录

曹氏伤寒发微卷第一

汉南阳张机仲景　**撰**

江阴曹家达颖甫　**释义**

武进丁济华、四明沈石顽　**校订**

太阳上篇

太阳之为病，脉浮，头项强痛而恶寒。

此节为太阳病总纲，故但言脉浮，而不备言兼见之脉（兼见之脉，如中风脉浮而必兼缓，伤寒脉浮而必兼紧之类）。盖无论所受何等外邪，始病必在肌表，皆当见此浮脉。不惟合本篇太阳病言之，并赅"痉湿暍篇"太阳病之言也。外邪束于肌表，内部阳气被遏，则上冲头项，于是有头项强痛之证。皮毛肌腠之中，皆有未泄之汗液，从淋巴管输泄而出，医家谓之"太阳寒水"。邪犯肌表，必阻遏其外出之路，此水内停，即有恶寒之证。无论伤寒恶寒，中风亦有时恶寒，即温病之初起，亦必微恶寒也。

太阳病，发热，汗出恶风，脉缓者，名为中风。

风为阳邪，当皮毛开泄之时，由毛孔内窜，着于肌肉，而腠理为之不开。肌腠皆孙络密布之区，营气所主，营血热度最高（华氏寒暑表九十五度），与风邪抵抗，易于发热，故始病即见发热。成无己以为风伤卫者，误也。热势张于内，毛孔不得复合，故汗出。汗方出，而外风又乘毛孔之虚，犯肌理而增寒，故恶风。气从内泄，毛孔不外闭，无两相抵拒之力，故脉缓。脾为统血之脏，风中于肌肉，则脾受之，故解肌之桂枝汤，用甘草、生姜、大枣以助脾阳，桂枝以宣阳气，芍药以泄营分，务使脾阳动于内，营郁发于外。血中凝冱之水液，得以分泌成汗，直透毛孔之外，内热既随汗泄，则毛孔闭而汗自止矣。服药后，啜热粥者，亦所以助脾阳也。

太阳病，或已发热，或未发热，必恶寒，体痛，呕逆，脉阴阳俱紧者，名为伤寒。

寒为阴邪，而其中人即病者，或由于暴受惊恐，心阳不振之时；或由向有痰湿之体；或由天时暴热，皮毛开泄之后，当风而卧，夜中露宿；或卫阳衰弱，寒夜卧起不定，寒因袭之。所以致病者不同，而病情则一。盖寒邪中人，皮毛先闭，汗液之未泄者，一时悉化寒水。肌理之营血，拼力抗拒，血热战胜，遂生表热。初病时，血热不达，或无表热，而要以恶寒为不易之标准。此证虽致鼻燥，眼中热，唇口焦，而恶寒不减，甚有当六月盛暑时，犹必覆以重衾，温以炭炉者，其体痛或如锥刺，或如身卧乱石中。予于春夏之交，盖屡见之，寒郁于外，阳气不得外泄，胆胃被劫而上冲，因病呕逆，间亦有不呕逆者。寒邪外逼，血热内亢，两相抵拒，故脉阴阳俱紧。寒伤皮毛，则肺受之，中医言"肺主皮毛"，西医谓"肺中一呼吸，毛孔亦一呼吸"，其理正相合也。故发表之麻黄汤，用麻黄、杏仁以开肺与皮毛之郁，桂枝以宣阳气，甘草以平呕逆，务使肺气张于内，皮毛张于外，阳气达于中，则皮里膜外之水气，因寒凝沍者，一时蒸迫成汗，而邪随汗解矣。

伤寒一日，太阳受之，脉若静者，为不传，颇欲吐，若烦躁，脉数急者，为传也。

伤寒一日，太阳受之，二日阳明受之，三日少阳受之，四日太阴受之，五日少阴受之，六日厥阴受之。此本《内经》文字，仲师祖述《内经》，岂有推翻前人之理（《内经》原系汉人伪托，当在仲景之前）。故发端即曰："伤寒一日，太阳受之，脉若静者，为不传。"自来注家不知一日为一候，遂致相沿讹谬。高士宗明知二日未必遽传阳明，以为正气相传，不关病气。夫六经营卫，昼夜流通，岂有既病伤寒，一日专主一经之理？仲师恐人不明一日、二三日之义，后文即申之曰："太阳病，头痛，至七日以上自愈者，以行其经尽故也。若欲作再经者，针足阳明，使经不传则愈。"此可见本节所谓一日，即后文所谓七日。伤寒发于太阳以七日为一候，犹黄疸病发于太阴，以六日为一候也。《诗·豳风·七月》篇详言农政，以三十日为一候，故冬十一月为一之日，十二月为二之日，正月为三之日，二月为四之日也。知一日、二日为一候、二候，则未满三日可汗而愈，既满三日可下而愈，可以释然无疑矣。此节凭脉辨证，知邪之传与不传。盖浮紧为伤寒正脉，静即不变动之谓，已满七日，而浮紧之脉绝无变动，便可知其为不传他经。此意惟包识生能言之，余之碌碌不足数也。至如太阳失表，胃中化燥，熏灼未泄之汗液，致湿痰留于胃之上口，胃底胆汁不能相容，则抗拒而欲吐。盖湿痰被胃热蕴蒸，若沸汤然，上溢而不能止也。胃中化热，阳热上攻，则苦躁烦，而脉亦为之数急，即此可决为邪传阳明。张隐庵乃谓："太阳受邪，感少阴之气化者为传，殊失仲师本旨。"

伤寒二三日，阳明、少阳证不见者，为不传也。

《内经》一日、二日为一候、二候，前条既详言之矣。二候在七日以后，三候在十四日以后。盖伤寒以七日为一候也，惟传经初无定期。发于春夏之交，地中阳气大泄，人身之皮毛肌理易开，常有一二日即传阳明者。亦有冬令严寒，二十余日不传阳明者。仲师言其常，不言其变也。以传经常例言，八日后当传阳明，十五日后当传少阳，为冬令天地闭塞，人身阳气未外泄为汗，故为期较缓。若八日后，不见潮热渴饮、不恶寒但恶热、谵语、小便多、大便硬、阙上痛等症，即为不传阳明。十五日后，不见口苦咽干、目眩耳聋、吐黄色苦水，即为不传少阳。可见伤寒之经者，虽未经疗治，亦有七日自愈、十四日自愈之证也。若始病恶寒体痛，即投大剂麻黄汤，则一汗而病良已，宁复有传经之变证乎？

太阳病，发热而渴，不恶寒者，为温病。若发汗已，身灼热者，名曰风温。风温为病，脉阴阳俱浮，自汗出，身重，多眠睡，息必鼾，语言难出。若被下者，小便不利，直视，失溲；若被火者，微发黄色，剧则如惊痫，时瘛疭。若火熏之，一逆尚引日，再逆促命期。

发端便称太阳病，是必有脉浮、头项强痛之见证，则温病不由少阴传出，确无可疑（按：温病之轻者，其始亦必恶寒，近世蜀医张子培著有《春温三字诀》，言恶寒之时，用麻绒二三钱于桑菊饮中，视原方尤妙）。所以发热而渴者，其人冬不藏精，当春气发生之时，内脏失其滋养也。所以不恶寒者，则以津液素亏，里气本燥，益以外感之温邪，而表里俱热也。此证正宜清营泄热，医者反发其汗，以致津液重伤，风乘毛孔之虚而倍益其燥，于是遍身灼热，一如炽炭之灼手，是为风温。脉左主营，而右主卫，左右俱浮，故曰阴阳俱浮。自汗者，表疏而阳热外泄也。身重者，脾精不濡肌肉，肌肉无气而不能转侧也。试观垂死之人，身重如石，此非肌肉无气之明证欤？脾阳受困，肢体无力，故多眠睡，且以风引于上，热痰上蒙清窍，不能受清阳之气，故白昼一如昏暮也。风着脑中咽中，痰涎被吸作声，故息必鼾。风痰阻塞咽喉，故语言难出。此风温挟痰之变，起于误汗者也。病温之人，精液本少，渴饮不恶寒，则有似阳明实症，若误认阳明而下以承气，势必因津液内亡而小便不利，目系不濡，因而直视。且始因误下而气并于肠，牵制膀胱气化，而小便不利，继则硝、黄药力一过，气脱于前，而为失溲，此风温化燥之变，起于攻下者也。但温病之始，必微恶寒，温病之成，汗多而渴，汗下虽误，然犹有说以处之也。至于烧针及隔姜而灸、隔蒜而灸，则庸妄之至矣。夫津液充足之人，遇火则汗出，故冬令围炉犹不免里衣沾渍，盛夏执爨，则更无论矣。若皮毛肌腠，绝无津液留遗，以火攻之，迫肌理血液外附皮毛而微见黄色。黄色者，津液不能作汗，而血色代见于外也。三阳之络，皆上于头，血受火灼，为炎上之势，所挟络脉之血，一时上冲于脑，时见牵掣指臂，瘛疭如惊痫状。若火从下熏，轻微之毛羽纸片，时上时下，而不能定，则必死无疑矣。或汗或下为一逆，被火为再逆。一逆则尚及救治，再逆则朝不保暮，此真越人所谓医杀之也。予谓此证初起，即宜人参白虎汤及竹叶石膏汤，使其热势渐杀，或当挽救一二。门人刘仲华治安徽林振羽病，亲见之，始由某医误汗误下，诸症皆备，刘用白虎汤加西洋参、生地、犀角，二剂后始有转机，十余日方见霍然。治法差谬，生死攸关，是不可以不慎也。又按：犀角、生地能清脑中上冲之热血。恽铁樵治王鹿萍子脑中热痛，用之奏效，亦其一证也。

病有发热恶寒者，发于阳也；无热恶寒者，发于阴也。发于阳者六日愈，发于阴者七日愈。以阳数七，阴数六也。（此条订正）

发于阳者为中风，以风为阳邪故也。中风之证，发热有汗而恶风，然亦间有恶寒者，如太阳中风，啬啬恶寒，可证也。发于阴者为伤寒，以寒为阴邪故也。但本节"发于阳者七日愈，发于阴者六日愈"，则为传写差误，据后文"风家表解而不了了者，十二日愈"，十二日为两候，风家病愈在十二日，则发于阳者，当云六日愈。后文又云："太阳病至七日以上自愈者，以行其经尽故也。"伤寒以七日为一候，则发于阴者，当云七日愈。但阳病遇阴数而愈，阴病遇阳数而愈，亦属术家言，有时不甚可据，但存其说可也。

太阳病，头痛，至七日以上自愈者，以行其经尽故也。若欲作再经者，针足阳明，使经不传，则愈。

太阳伤寒以七日为一候，所谓"发于阴者，七日愈也"。盖风寒束于表，血热抗于里，始则无热恶寒，继则发热而仍恶寒，使正气足以胜邪，则当一候之期，汗出而头痛可愈。夫头之所以痛者，皮毛为表寒所闭，阳气不得外达，郁而上冒也。汗泄则表寒去而皮毛自开，至于表解汗泄，则气之上冒者平矣。设有未解，则七日之后，当传阳明，故曰作再经。言太阳一经病后更传一经，非谓六经传遍，复转太阳也。太阳当传阳明，故泻跌阳穴以泄其热，使阳明气衰而不复传，则病亦当愈。此真曲突徙薪之计，不似近世医家，俟治疗期至，然后治之，焦头烂额为上客也（足阳明为跌阳穴，在足背上小儿系鞋带处）。

太阳病欲解时，从巳至未上。

人身卫气行于表，表虚则阳气不能卫外，因病伤寒。卫气昼行于阳，从巳至未上。正日中阳盛，无病者进午餐之候，阳明正气当旺，此时卫气若强，便当一汗而解。盖病之将退，不惟专恃药力，亦赖天时之助也。《金匮》"痉湿暍篇"云："风湿相搏，一身尽疼痛，法当汗出而解。值天阴雨不止，医云此可发其汗，汗之病不愈者，但风气去，湿气在，故不愈也。"由此观之，寒病不得天阳之助，庸有济乎！

风家，表解而不了了者，十二日愈。

风为阳邪，故风家之向愈，以六日为候，就阴数也。风家表解，谓解肌发汗之后；不了了者，或头尚微痛，或咳吐风痰。仲师不出方治，但云"十二日愈"，不欲以药味伤正气也。如必欲服药，可于陆九芝《不谢方》中求之。

病人身大热，反欲得近衣者，热在皮肤，寒在骨髓也；身大寒，反不欲近衣者，寒在皮肤，热在骨髓也。

伤寒之为病，外虽壮热，往往拥被而卧，虽在盛暑，衣必装棉，并欲向火，兼有目珠火热，鼻中燥，唇口疮发者，要以背如冷水浇灌，为病之真相，甚者如卧井水中，但胸腹之间，绝无患苦。此即病未入里之验，所谓"标热本寒"也。此时用麻黄汤原方，当可一汗而愈，惟麻黄剂量，万不可轻，轻则无济（余常以二三钱为标准，重症或用至五六钱，章成之亦能用之。世言麻黄发汗能亡阳，予治病多年未见有亡阳者。时医但用二三分，又加蜜炙，故无济）。设汗后胃中略燥，可用调胃承气以和之，得下便无余事矣。若温热之为病，外虽微寒，往往当风而坐，虽在冬令，犹欲去衣，甚至饮冰盥凉，犹言畏热，此证有实热为湿痰所遏，不得外出。而手足厥逆者，有津液素亏而尺中脉微者，要以渴欲冷饮为病之真相。实热内伏者，宜大承气汤，即"厥阴篇"厥者当下之例也。阴亏阳陷者，宜人参白虎汤，加凉营解渴之品，如麦冬、生地、玉竹、瓜蒌根之类，皆可应手奏效。一或错误，杀人俄顷，学者慎之（此条骨髓但作在里解，若以为肾主骨，而误认为热在少阴，则误矣）。

太阳中风，阳浮而阴弱。阳浮者热自发，阴弱者汗自出。啬啬恶寒，渐渐恶风，翕翕发热，鼻鸣干呕者，桂枝汤主之。

桂枝汤方

桂枝三两（去皮），芍药三两，甘草二两（炙），生姜三两（切），大枣十二枚（劈）。

上五味，㕮咀，以水七升，微火煮取三升，去滓，适寒温，服一升。服已须臾，啜热稀粥一升余，以助药力。温覆令一时许，遍身漐漐，微似有汗者益佳，不可令如水流漓，病必不除。若一服汗出病瘥，停后服，不必尽剂。若不汗，更服，依前法。又不汗，后服小促其间，半日许三服尽。若病重者，一日一夜服，周时观之。服一剂尽，病证犹在者，更作服。若汗不出者，乃服至二三剂。禁生冷、黏滑、肉面、五辛、酒酪、臭恶等物。

中风发于阳，故卫阳外浮。风着肌理之孙络，闭其外出之路，故营阴内弱。发热恶风暨恶寒并见者，上文所谓"发热恶寒，发于阳者"是也。风袭肺窍，鼻中有清涕而气不通，故鼻鸣；风洏肌腠，脾阳内停，水湿不能作汗外达，故胃气不和而干呕。桂枝汤方用桂枝以通肌理达四肢，芍药以泄孙络，生姜、甘草、大枣以助脾阳。又恐脾阳之不动也，更饮热粥以助之，而营阴之弱者振矣。营阴之弱者振，然后汗液由脾而泄于肌腠者，乃能直出皮毛与卫气相接，卫始无独强之弊，所谓"阴阳和而自愈"者也。

太阳病，头痛，发热，汗出，恶风者，桂枝汤主之。

邪搏于外，正气不得外泄，则上冲于头，故无论伤寒中风，皆有头痛之症。两太阳穴（在目外眦旁）最为空虚，故上冲之气，此最先受。初病便发热者，为其发于阳也。当皮毛开泄之时，风袭汗孔之虚，内搏肌腠，肌腠为孙络聚集之区（草书"丝"字形于孙，故《内经》俱作孙络，即今西医所谓"微丝血管"），营气居之，营气随受随抗，故一病即见发热。皮毛本开，故汗自出。风从汗孔入犯肌肉，故恶风。所以用桂枝汤者，取其辛甘发散，但令脾阳内动，营气自能作汗，从肌理泄出皮毛，然后肌表通彻，风邪即从汗解矣。无如近世庸工，谬以芍药为酸寒，又不知姜、枣、甘草为扶脾主药，桂枝、甘草所用不过三五分，生姜不过三片，红枣不过三枚，桂枝汤乃无复愈疾之功，可笑亦可叹也。

太阳病，项背强几几，反汗出恶风者，桂枝加葛根汤主之。

桂枝加葛根汤方

桂枝三两（去皮），芍药三两，甘草二两（炙），生姜三两（切），大枣十二枚，葛根四两。

上六味，以水七升，内诸药，煮取三升，去滓，温服一升。不须啜粥，余如桂枝将息及禁忌法。

太阳经脉，出脑下项，挟脊抵腰中。寒邪随经下陷，则项背强几几（鸟之短羽貌，犹诗所谓"不能奋飞"也）。邪阻太阳经脉，至于拘紧不解，坐卧行起，无不牵掣，一似寒邪伤于表分，经脉被束而不舒。然果系寒郁于表，即不当见汗出恶风之中风证，今乃反见汗出恶风，则其为桂枝证无疑。但病邪既陷太阳经输，固当加葛根以提而出之。其不用葛根汤者，有汗则皮毛本开，不必再用麻黄也。

太阳病，下之后，其气上冲者，可与桂枝汤。若不上冲者，不得与之。

太阳之病，本无当下之理，一经误下，则变证百出。魄汗未尽，挟表寒内陷，则利遂不止而病寒湿，此宜用四逆、理中者也。挟标阳内陷，则转为协热利，此宜用大承气者也。若标阳并寒水，因误下而停蓄膈上，则为大小结胸，此宜大陷胸汤、小陷胸汤者也。若表寒因之而留滞心下，则结而成痞，此宜用泻心汤者也。又其甚者，寒湿太重，一下而成无阳之脏结，是又在不可攻之例矣。是故一经下陷，而气不还者，则气不上冲；下陷而有所留滞，则气亦不上冲，所以不得与桂枝汤者，为其已成坏病也。惟其虽经误下而气仍欲出表，不甚则为微喘，桂枝汤加厚朴杏子主之；甚则利不止而脉促，葛根汤主之。要其为气上冲则一也。盖仲师虽言可与桂枝汤，一于本方加厚朴、杏仁，一于本方加麻黄、葛根，固未尝不可随证变通耳。

太阳病三日，已发汗，若吐、若下、若温针，仍不解者，此为坏病，桂枝不中与也。观其脉证，知犯何逆，随证治之。

太阳病，汗、吐、下、温针，病仍不解，仲师但言"桂枝不中与"，又曰"观其脉证，知犯何逆，随证治之"。然未尝标明何证何方，令人无从揣测，此当研求而得其大要，以为临证标准。假如发汗、温针亡阳，则有脉微、身寒之变，宜桂枝加附子汤。吐伤中气，气逆脉促者，宜生姜半夏汤。下之而寒水下陷，利遂不止，脉濡滑者，宜四逆、理中辈。汗、吐、下、温针之后，阳明生燥，脉洪渴饮者，宜人参白虎汤。发汗烧针，阳浮于外，吸引少腹之气上冲，欲作奔豚者，则宜桂枝加桂汤。发汗后脐下微有水气，欲作奔豚，则宜苓桂甘枣汤。散见于《伤寒》《金匮》者，不胜枚举，略标出之以俟学者类推。

桂枝本为解肌，若其人脉浮紧，发热汗不出者，不可与之。常须识此，勿令误也。

桂枝解肌，所以别于麻黄之解表，而于发热有汗恶风者宜之。若脉浮紧汗不出者，邪正方相持于皮毛，所赖营气未虚，血热足与外寒相抵，奈何在表之寒邪，不驱之外泄，而反引之入里乎！不特此也。皮毛不开而张发肌理之阳气，外不得泄而郁于皮毛之内，不病喘逆，即增烦躁。近人不明此理，反谓桂枝汤为敛汗之剂（陈修圆亦不免）。前论与后文"当以汗解""复发其汗"诸条，显相抵牾。按之"解肌"二字，已不可通，推原其故，皆由李时珍《纲目》误人。盖因本方有芍药，李时珍《本草纲目》不知何所依据，目为酸寒，市医以耳为目，于是谬谓"芍药监桂枝之燥，及敛肝阴"之邪说。不知芍药在《神农本草经》，但言苦平，苦者主泄，故能通营分之凝结。肌理为孙络满布，风袭肌理，营气凝闭而不解，故用芍药以泄之。妇人腹痛及疮疡、肿痛皆用之，亦正以解血络之凝闭也（今人内证用白芍，外科用赤芍，其实则一）。然则桂枝汤之解肌，芍药实为主要，反谓"监桂枝之燥烈"，有是理乎？予尝亲试之，白芍甘而微苦，赤芍则甚苦，而皆无酸味（黄坤载《长沙药解》亦以为酸寒，真是糊涂万分）。明乎此，仲景立方本旨，乃可大白矣。

若酒客病，不可与桂枝汤，得之则呕，以酒客不喜甘故也。喘家，作桂枝汤加厚朴、杏子佳。凡服桂枝汤吐者，其后必吐脓血也。

酒之为气，标热而本寒（初饮则身热；酒后则形寒）。标热伤肺，则为喘；本寒伤脾，则为痰。故治酒客病者，法当利肺而舒脾。肺气利，则标热泄而喘满除；脾气舒，则本寒化而湿痰解。桂枝汤方中加厚朴之苦温，以去脾脏之湿；杏仁之苦泄，以疏肺脏之热。或可用之，否则肺脾二脏多湿热之人，本不喜甘，更用大枣以助脾湿而壅肺气，无论服汤必呕。而标热一盛再盛，肺痈既成，必吐脓血。如不得已而用桂枝汤，或加厚朴、杏仁而去大枣，理亦可通。以肺脾多湿热之人，本兼痰喘故也。故仲师首节言不可与，言其正也；次言加厚朴、杏仁，言其权也；三节言甘味壅塞，必吐脓血，极其变也。仲师于此不出方治，但举喘家加厚朴、杏仁，使人自悟加减之法，于不言中求生活耳。不然，下之微喘条，后文自有方治，此处何烦赘说乎？盖特为酒客言耳！莫氏谓凡服桂枝汤条，当在"喘家"之前，非仲师本旨，不可从。若夫既吐脓血，仲师自有法治。《金匮》"呕吐篇"云，不可止呕，脓尽自愈。不当止呕，但需排脓，则"狐惑篇"赤小豆当归散，"疮痈篇"排脓散（枳实、芍药、桔梗），并可用也。包识生以首节为营实之禁忌桂枝，次节为卫实之禁忌桂枝，似也；三节为营卫俱实之禁忌桂枝，则非也。服桂枝而吐，与上得汤则呕何异？何所见与首条殊异乎？况以伤寒通例论，中风一证，原系营实卫虚，若以为营实当禁桂枝，中风一证，先当禁用桂枝矣。自来注释家，多犯顾此失彼之误，伤寒所以无通才也（实为邪实，风胜而血弱也，慎勿以邪实营弱而误认虚症）。

太阳病，发汗，遂漏不止，其人恶风，小便难，四肢微急，难以屈伸者，桂枝加附子汤主之。

桂枝加附子汤方

桂枝汤加附子一枚（炮，去皮，破八片）。

发汗遂漏不止，与下之利遂不止同，皆用药过当之失也。盖发汗则毛孔大开，皮毛为卫阳所属，卫阳以发汗而虚，毛孔乃欲闭不得，风袭毛孔之虚，因而恶风。汗与小便，同源而异趋，春夏汗多则小便少，秋冬汗少则小便多，可为明证。汗不能止，水液能外而不能内，故小便难也。津液从皮毛外泄，则四肢筋脉不濡，屈伸为之不利。夫汗出恶风，原属桂枝汤本证，惟表阳不固，不得不于本方中加熟附子一枚，以固表阳，但令表阳能复。卫气之属于皮毛者，自能卫外而为固，于是漏汗止，诸恙自愈矣。

太阳病，下之后，脉促胸满者，桂枝去芍药汤主之；若微寒者，桂枝去芍药加附子汤主之。

汗下之后，病情未离肌腠，则仍宜桂枝汤。上节于汗后表阳虚者，则加附子以温之，本节则于下后阴虚，及阴阳并虚者，更示人以加减之法也。下后气上冲，则脉促而胸满。气上冲者，阳有余而阴不足，芍药苦泄伤阴，非阴虚者所宜，故去之。若下后脉微，则里阴虚，所以知其为里阴虚者，以脉管中血液不足知之也。下后身寒，则表阳虚，所以知其为表阳虚者，以腠理血热不胜表寒知之也。阴虚故去芍药，此与脉促胸满同。阳虚故加熟附子一枚，此与发汗后漏遂不止同。学者于此可以观其通矣。

太阳病，得之八九日，如疟状，发热恶寒，热多寒少，其人不呕，清便欲自可，一日二三度发。脉微缓者，为欲愈也；脉微而恶寒者，此阴阳俱虚，不可更发汗、更吐、更下也；面色反有热色者，未欲解也，以其不能得小汗出，身必痒，宜桂枝麻黄各半汤。

桂枝麻黄各半汤方

桂枝一两十六铢，芍药、生姜、麻黄（去节）、甘草各一两，大枣四枚，杏仁二十四枚（汤浸，去皮尖及两仁者）。

上七味，以水五升，先煮麻黄一二沸，去上沫，内诸药，煮取二升，去滓，温服一升。

人一身毛孔，为魄汗从出之路，卫气主之。卫气行水，故称寒水，所以无汗之太阳病，外寒为多（尝于六月多汗时浴于温水中，其水顷刻而寒，因悟寒为寒水）。人一身肌腠，孙络交互，营气主之。营气行血，易于生热，所以有汗之太阳病，表热为甚。疟病由汗液不彻，留着毛孔之里，肌理之外，发时则先寒后热，固为肌表同病，太阳病如疟状者亦然。得太阳病八九日，已在一候之后，于法当传阳明，乃更发热恶寒，则不传阳明可知。便是热多寒少，其人呕，大便难，或小便赤痛，犹当为少阳、阳明同病。今则其人不呕，则胆胃无上逆之气；清便自可，则肠中及下焦并无燥热之象，且疟之将愈，以发无定候为验。今一日二三度发，则太阳之邪，当随汗解，此证在必先振栗却复汗出而愈之例。设脉弦者，可与小柴胡汤，脉不弦而微缓，即可决为将愈，并小柴胡亦可不用。所以然者，凡病血分，热度渐高则病加，热度渐低则病退，脉微而缓，热度渐低之证也。然同脉微，要不可执一而论。若脉微而身寒，则又为阴阳俱虚，不可发汗、更吐、更下。仲师虽不出方治，要以四逆、理中为宜。若面有热色，微烦，如郁冒状，则营热欲泄为汗，而皮毛不达也。且营热内张，毛孔外塞，则其身必痒，故宜桂枝麻黄各半汤，以期肌表双解，则一汗而愈矣。

太阳病，初服桂枝汤，反烦不解者，先刺风池、风府，却与桂枝汤则愈。

风池穴在脑后，风府在背脊第三节下。凡风邪之中人，必从脑后及背输入，乘其虚也，故俗称"仙人只怕脑后风"。太阳中风，既服桂枝汤，便当蒸发腠理之血液，泌汁而成汗，然不能直出于表，药力助血热内张，必有反烦不解之见证。所以然者，则以风邪从入之穴，抑塞而不通也，故但需刺二穴以泻之，更服桂枝汤，便当汗出而愈矣。所以然者，则以此二穴最空虚，为营分热力所不达，故初服桂枝汤而无济也。

服桂枝汤，大汗出，脉不洪大者，与桂枝汤如前法。若形似疟，日再发者，汗出必解，宜桂枝二麻黄一汤。（此条订正）

桂枝二麻黄一汤方

桂枝一两十七铢，芍药一两六铢，麻黄十六铢，生姜一两六铢，杏仁十六枚，甘草一两二铢，大枣五枚。

上七味，以水五升，先煮麻黄一二沸，去上沫，内诸药，煮取二升，去滓，温服一升，日再服。

服桂枝汤而大汗出，设风邪即从汗解，脉当和缓，为其风邪去而营气和也。设大汗后不见洪大之脉，而病仍不解，则阳明未曾化燥，故宜与桂枝汤如前法，不妨一汗再汗。此条与后一条为比例，后条脉见洪大，故宜白虎，本条脉不洪大，故仍宜桂枝。传写者脱去"不"字耳。若既服桂枝汤，形似热多寒少之疟，日再发而无定候，但令营气与卫气和，则一汗可愈。然必用桂枝二麻黄一汤者，则以营分之血热，胜于卫分之水气故也。

服桂枝汤，大汗出后，大烦，渴不解，脉洪大者，白虎加人参汤主之。（汤方载"阳明篇"）

治病之法，愚者察同，智者察异。服桂枝汤大汗出，与上节同。而前证与桂枝汤如前法者，为其脉不洪大且无烦渴之变证也。夫大汗之后，营阴苟略无耗损，则当外安静而内润泽。今仍心神烦冤，大渴引饮，则太阳寒水外尽，阳明燥气内张，心营被灼，故大烦；胃液顿涸，故大渴。方用石膏、知母以除烦，生甘草、粳米加人参以止渴，而烦渴解矣，此白虎汤加人参之旨也。惟近世用人参多系种参，吉林人以硫水溉之，使易发生，每含温性，似不如西洋参为适用，然西医称其能补胃液。北京产妇多服之，则竟用辽参，亦未为不合也。

太阳病，发热恶寒，热多寒少，宜桂枝二越婢一汤。脉微弱者，此无阳也，不可发汗。（此条订正）

桂枝二越婢一汤

桂枝、芍药、麻黄、甘草各十八铢，大枣四枚，生姜一两二铢，石膏二十四铢（碎，绵裹，后仿此）。

上七味，以水五升，煮麻黄一二沸，去上沫，内诸药，煮取二升，去滓，温服一升。

此节为风寒两感治法。中风之确证在发热，伤寒之确证在恶寒。热多寒少，则风重而寒轻，师于是用桂枝二以解肌，越婢一以解表，便当汗出而愈。设令寒多热少，麻黄重于桂枝，不可言知。越婢之有石膏，又当在禁例矣。按"宜桂枝二越婢一汤"句，当在"热多寒少"下，今在节末，实为传写之误。否则既云不可发汗，犹用此发汗之药，有是理乎？若夫脉微弱而无阳，恶寒甚则宜干姜附子汤，不甚亦宜芍药甘草附子汤，此在可以意会者也。

服桂枝汤，或下之，仍头项强痛，翕翕发热，无汗，心下满，微痛，小便不利，桂枝去桂加茯苓白术汤主之，小便利，则愈。

桂枝去桂加茯苓白术汤方

芍药三两，甘草二两，生姜、白术、茯苓各三两，大枣十二枚。

上六味，以水八升，煮取三升，去滓，温服一升。

服桂枝汤，汗从肌腠外泄，便当尽剂而愈。或服汤已，而汗出不彻；或因表汗未泄，而反下之，则水气当停心下。水郁于中，则阳冒于上，而头项为之强痛。翕翕发热而无汗者，停蓄之水，不能作汗故也。水停心下，则心下满而微痛。水气不行，故小便为之不利。方用芍药、甘草以舒头项之强急，生姜、大枣温中而散寒，白术、茯苓去水而降逆，但使水道下通，则水之停蓄者得以疏泄，而标阳之郁于头项及表分而散矣。邪不陷于在背之经输，故不用升提之葛根；水在心下而不在下焦，故不用猪苓、泽泻；去桂枝者，则以本病当令水气内消，不欲令阳气外张故也。

伤寒脉浮，自汗出，小便数，心烦，微恶寒，脚挛急，反与桂枝，欲攻其表，此误也。得之便厥，咽中干，烦躁，吐逆者，作甘草干姜汤与之，以复其阳。若厥愈足温者，更作芍药甘草汤与之，其脚即伸。若胃气不和，谵语者，少与调胃承气汤。若重发汗，复加烧针者，四逆汤主之。

甘草干姜汤方

甘草四两，干姜二两。

上二味，以水三升，煮取一升五合，去滓，分温再服。

芍药甘草汤方

芍药、甘草（炙）各四两。

上二味，以水三升，煮取一升五合，去滓，分温再服。

自汗出、微恶寒为表阳虚，心烦、小便数、脚挛急为里阴虚，盖津液耗损，不能濡养筋脉之证也。表阳本虚，更发汗以亡其阳，故手足冷而厥；里阴本虚，而更以桂枝发汗，伤其上润之液，故咽中干；烦躁吐逆者，乃阳亡于外，中气虚寒之象也，故但需甘草干姜汤温胃以复脾阳，而手足自温。所以不用附子者，以四肢禀气于脾，而不禀气于肾也。其不用龙骨、牡蛎以定烦躁，吴茱萸汤以止吐逆者，为中脘气和，外脱之阳气，自能还入胃中也。此误用桂枝汤后救逆第一方治，而以复中阳为急务者也。至于脚之挛急，则当另治。脾为统血之脏，而主四肢，血中温度，以发汗散亡，不能达于上下，故手足厥。阳气上逆，至于咽干吐逆，则津液不降，血不濡于经脉，故脚挛急。师为作芍药甘草汤，一以达营分，一以和脾阳，使脾阳动而阳气通，则血能养筋而脚伸矣。此误用桂枝汤后救逆第二方治，以调达血分为主者也（芍药通血之瘀，故妇人腹中疾痛用之，外证痈脓胀痛亦用之，可以识其效力矣）。至于胃气不和，谵语，重发汗烧针亡阳，则于误发汗、外歧出之证，治法又当别论。夫胃中水谷之液充轫①，则润下而入小肠。胃中之液，为发汗所伤，则燥实不行，壅而生热。秽热之气，上冲于脑，则心神为之蒙蔽，而语言狂乱，

---

① 轫：与"韧"音同，其意为"满"。

则稍稍用调胃承气以和之。若以发汗手足冷，烧针以助其阳气，阳气一亡再亡，不独中阳虚，并肾阳亦虚，乃不得不用四逆汤矣（芍药甘草汤，并肠痈之右足不伸者用之亦效。甲戌六月，于陆家根验之）。

问曰：证象阳旦，按法治之而增剧，厥逆，咽中干，两胫拘急而谵语。师言夜半手足当温，两脚当伸，后如师言，何以知此？答曰：寸口脉浮而大，浮为风，大为虚，风则生微热，虚则两胫挛，病形象桂枝，因加附子参其间，增桂令汗出，附子湿经，亡阳故也。厥逆，咽中干，烦躁，阳明内结，谵语烦乱，更饮甘草干姜汤。夜半阳气还，两足当热，胫尚微拘急，重与芍药甘草汤，尔乃胫伸。以承气汤微溏，则止其谵语，故知病可愈。

此节申明上节之义，示人治病之法，当辨缓急也。太阳中风，发热汗出恶风，为桂枝汤证，惟脚挛急不类。按：寒湿在下，则足胫酸疼，当用附子以温肾，却不知此证之自汗为表阳虚，心烦、脚挛急为里阴虚，更用桂枝发汗，则表阳更虚，而手足冷。汗出则里阴更虚，由是津液不足而咽干，血不养筋而拘急，胃中燥而谵语。但救逆当先其所急，手足厥冷，为胃中阳气亡于发汗，不能达于四肢，故先用甘草干姜汤以复中阳，而手足乃温。胫拘急为血随阳郁，不能下濡筋脉，故用疏营分瘀滞之芍药，合甘缓之甘草，使血得下行而濡筋脉，而两脚乃伸。至如胃中燥热而发谵语，则为秽浊上蒙于脑，一下而谵语即止，故治法最后。

太阳病，项背强几几，无汗恶风，葛根汤主之。

葛根汤

葛根四两，麻黄三两，芍药二两，生姜二两，甘草二两，大枣十二枚，桂枝二两。

上七味，以水一斗，先煮麻黄、葛根减二升，去上沫，内诸药，煮取三升，温服一升，覆取微似汗。

太阳与阳明合病者，必自下利，葛根汤主之。

太阳与阳明合病，不下利，但呕者，葛根加半夏汤主之（原方加半夏半升，洗）。

太阳之气，卫外之阳气也，合营卫二气以为用者也。气之化为水者，汗也，故称太阳寒水。寒水者，里气为表寒所化，与病邪俱去之大转机也（服麻黄汤后，所出之汗多冷，此为明证）。设寒水不能外泄为汗，郁于经输之内为强为痛；陷于足阳明胃，下泄而为利，上泛而为呕。故必用升提之品，将内陷之邪提出，然后太阳寒水，乃能从肌腠皮毛外泄而为汗，此葛根汤之作用也。独怪近世庸工，于大热之阳明腑证，往往漫投葛根，夫清阳明之热，自有白虎、承气二方，安用此升提之品乎？元人张洁古妄以为阳明仙药，并言邪未入阳明，不可轻用，不知桂枝加葛根汤及葛根汤二方，果为邪入阳明设乎？抑邪入阳明之后，可更用麻黄、桂枝以发皮毛肌腠之汗乎？李时珍《本草纲目》，犹采其说，真所谓大惑不解矣。按次节"自下利"，与首节"下陷经输"同，故但用葛根汤本方以升提之，三节，"不下利但呕"，为水气上逆，故加生半夏以抑之（仲师所谓"更纳半夏以去水"是也）。所谓同中求异也。又按：太阳、阳明合病，非太阳表证未罢，即见潮热渴饮不大便谵语之谓；以太阳汗液不能畅行于表，反入于里，与太阴之湿并居，水气甚，则由胃入肠而成下利之证。水气不甚，则渗入中脘，胃不能受而成不下利而呕逆之证。不曰太阳与太阴合病，而曰与阳明合病者，一因下利由胃入肠，一因水气入胃，胃不能受而病呕逆，病机皆假道阳明，故谓与阳明合病也。

太阳病，桂枝证，医反下之，利遂不止。脉促者，表未解也。喘而汗出者，葛根黄芩黄连汤主之。

葛根黄芩黄连汤方

葛根半斤，甘草二两，黄芩三两，黄连三两。

上四味，以水八升，先煮葛根减二升，内诸药，煮取二升，去滓，分温再服。

此节"医反下之"至"表未解也"为一证，"喘而汗出者"又为一证。太阳魄汗未尽，误下者利不止，此与内陷之自利略无差别。但仲师于此节郑重分明，历来为注释家所误，未能分析，致仲师立言本旨，如堕五里雾中，今特为分析言之。仲师曰："脉促者，表未解也。表属皮毛，皮毛未解，固不宜专用解肌之桂枝汤。"脉促即浮紧之变文，曰表未解，则仍为葛根汤证，与上"自下利证"同法，不言可知。惟喘而汗出，则阳热内盛，里阴外泄，乃为葛根芩连汤证，其作用正在清热而升陷。注家含糊读过，妄谓喘而汗出，即上所谓表未解，夫岂有表未解而汗出者乎？

太阳病，头痛发热，身疼腰痛，骨节疼痛，恶风，无汗而喘者，麻黄汤主之。

麻黄汤方

麻黄二两，桂枝二两，甘草一两，杏仁七十枚。

上四味，以水九升，先煮麻黄减二升，去上沫，内诸药，煮取二升半，去滓。温服八合，覆取微似汗，不须啜粥，余如桂枝将息法。

寒从表郁，则里热无所发泄，迫而上冲于脑，即为头痛。太阳穴最空虚，故受之最早。血热与外寒抗拒，故发热；表寒甚，则周身血液与水气皆凝，故身疼；腰痛者，太阳寒水不得通于下焦也；一身骨节疼痛者，水气不能外散，流入关节也。表寒故恶风，皮毛与肺气俱闭，故无汗而喘。但病象虽多，要以开泄毛孔，使魄汗外达为不二法门。但令肺气外通，则诸恙不治自愈。此麻黄汤所以为伤寒之圣药也。独怪近人畏忌麻黄，徒以荆芥、防风、豆豉、牛蒡等味，敷衍病家，病家亦以其平易而乐用之，卒之愈疾之功不见。呜呼！此医道之所以常不明也。

太阳与阳明合病，喘而胸满者，不可下，宜麻黄汤。

太阳与阳明合病，有寒水陷肠胃而下利者，有水气积于心下，胃不能受而呕逆者，前文已详言之矣。惟太阳之表寒未彻，阳热内郁，肺气不宣，则上冲而喘。太阳水气积于心下，胃不能受，则病胸满。此证表寒为甚，不可妄下，下之必成结胸。但令毛孔开泄，胸膈间水气悉化为汗，而泄于皮外，则水气尽而胸满除，肺气开而喘自定矣。此其所以宜麻黄汤也。

太阳病，十日以去，脉浮细而嗜卧者，外已解也。设胸满胁痛者，与小柴胡汤；脉但浮者，与麻黄汤。

太阳病十日以去，则已经过七日之期。诊其脉浮而细，则标阳已衰；嗜卧，则表阳热已退，由躁而静，其为太阳解后，不传阳明可知。若水气留于心下而见胸满，水气结于肾膀之上而见胁痛，则为太阳水气内陷。故同一浮细之脉，水气由少阳三焦牵涉寒水之脏腑，则外仍未解。寒水之脏，属足少阴，故脉细。此时虽无潮热，而太阳水气未尽，故仍宜小柴胡汤以解外。若脉但浮而不细者，水气当在膈上，而但见胸满之证，与上节麻黄汤证同。不定牵涉足少阴而并见胁痛，故不见少阴微细之脉。此当于无字处求之者也。

太阳中风，脉浮紧，发热恶寒，身疼痛，不汗出而烦躁者，大青龙汤主之。若脉微弱，汗出恶风者，不可服。服之则厥逆，筋惕肉润，此为逆也。

大青龙汤方

麻黄六两，桂枝二两，甘草二两，杏仁四十枚，大枣九枚，生姜三两，石膏如鸡子大。

上七味，以水九升，先煮麻黄，减二升，去上沫，内诸药，煮取三升，去滓。温服一升，取微似汗。出多者，温粉扑之。一服汗出者，停后服。

伤寒，脉浮缓，身不疼，但重，乍有轻时，无少阴证者，大青龙汤发之。

此二节表明大青龙汤证治，而并申言其禁忌也。盖此方与桂枝二越婢一汤同意，但以杏仁易芍药耳。前以发热恶寒为发于阳，故虽"脉浮紧，身疼痛，不出汗"并同伤寒，仲师犹以中风名之，为其发于阳也。惟其风寒两感，故合麻黄、桂枝二方，以期肌表两解。惟其里热为表寒所压，欲泄不得，因而烦躁不安，故加鸡子大之石膏一枚。如是则汗液外泄，里热乘机迸出，乃不复内郁而生烦躁矣。盖表证为发热恶寒，身疼痛，里证为烦躁，皆以不汗出为主要。一身之毛孔，受气于肺，肺在人身，譬之发电总机，总机停止，则千百电机为之牵掣而俱停。肺中一呼吸，毛孔亦一呼吸。今以风寒遏皮毛与肺，以致表里俱病，故汗一出而发热、恶寒、疼痛、烦躁悉愈。是何异总电机发而光焰四出也？此首节用大青龙汤之义也。若夫脉浮缓，则其病在肌而不在表，气疏故身不疼。寒湿沍于肌理，不能作汗外泄，故身重。乍有轻时者，此非外寒渐减，实为里热之将盛。肌理为营血所居，与统血之脾相应，人之一身惟血最热，肌理不开，里热易炽，故亦宜大青龙汤发之。脾脏之伏寒积湿，悉化为汗，从皮毛外出而里热自清。盖即本论所谓"脉浮而缓，手足自温，系在太阴"之证。病机系在太阴，而发于太阳之肌腠，故治法仍以太阳为标准，此次节用大青龙汤之义也。至如脉微弱，则里阴虚，汗出恶风，则表阳又虚，更以发汗重伤其表阳，则为厥逆，里阴虚者，水液本不足供发汗之用，而更用大青龙汤责汗于血，则血不足以养筋濡分肉，则里阴重伤，必且筋惕而肉瞤。盖脉微弱与脉微细者相近，汗出恶风，与恶风蜷卧者亦相近，此正为太阴将传少阴之候。合观无少阴证者，大青龙汤发之，可以知所宜忌矣。黄坤载补真武汤为救逆方治，确有见地。

伤寒表不解，心下有水气，干呕，发热而咳，或渴，或利，或噎，或小便不利、少腹满，或喘者，小青龙汤主之。

小青龙汤方

025

麻黄、桂枝、芍药、细辛、干姜、甘草各三两，半夏半斤（洗），五味子半斤。

上八味，以水一斗，先煮麻黄减二升，去上沫，内诸药，煮取三升，去滓，温服一升。若渴，去半夏加瓜蒌根三两；若微利，去麻黄加荛花如鸡子大，熬令赤色；若噎，去麻黄加附子一枚（炮）；若小便不利、少腹满，去麻黄加茯苓四两；若喘，去麻黄加杏仁半斤（去皮、尖）。

伤寒，心下有水气，咳而微喘，发热不渴，小青龙汤主之。服汤已，渴者，此寒去欲解也。（此条订正）

痰饮之源，始于水气，水气之病，则起于伤寒，使寒洼皮毛。早服麻黄汤，一汗之后，表气当从汗孔散出。惟其失时不治，寒水凝洼不出，因与脾脏之湿合并而成饮。水气在胃之上口，胃不能受，则为干呕，为饮，为喘；水气下陷于十二指肠，则为利，为少腹满；水气阻隔，液不上承，则为渴；水和痰涎阻于上膈，则食入而噎；水和痰涎下走输尿管中，沾滞而不得畅行，故小便不利；间或水气上行，冲激肺脏而为微喘与咳；或营气为水邪所郁而生表热。水气上承喉舌，因而不渴。失时不治，即为痰饮，故小青龙汤为"痰饮篇"咳逆倚息之主方。但令太阳水气得温药之助，作汗从毛孔外泄，则心下水邪既尽。津液不能独存，故服汤已而渴者，为欲解。但此条为不渴者言之耳。若阳气为水邪隔塞，不得上至咽喉而渴，得小青龙汤温化，必反不渴。以水气作汗外泄，胃中津液以无所阻隔而上承也（详见《金匮》苓甘五味姜辛汤条下）。

太阳病，外证未解，脉浮弱者，当以汗解，宜桂枝汤。

发端但言太阳病，原不能定其伤寒、中风。设伤寒发汗以后，犹见有汗恶风之象，即为外证未解。要其为病在肌腠，即与中风无别。按：其脉浮而弱，浮为风邪外搏，弱则血分热度太低，不能抵抗外邪，故亦宜桂枝汤，以助营分之热，但令热度略高，足以蒸化汗液，则余邪悉从汗解而病愈矣。

太阳病，下之微喘者，表未解故也，桂枝加厚朴杏仁汤主之。

桂枝加厚朴杏仁汤方

桂枝三两，甘草二两，生姜三两，芍药三两，大枣十二枚，杏仁五十枚，厚朴二两（炙，去皮，后仿此）。

上七味，以水七升，微火煮取三升，去滓，温服一升，覆取微似汗。

前文喘家用桂枝汤加厚朴杏子佳，为酒客病言之也。酒客则伤脾与肺，固当加厚朴以燥脾脏之湿，杏仁以疏肺脏之气。然究非正治，特酒客病未曾化热者宜之耳。若已化热，其势将成肺痈，上节云"不可与桂枝汤，得之则呕"，后节又云，"凡服桂枝汤呕者，其后必吐脓血"，可见虽加厚朴、杏子，犹非所宜也。若本节太阳病下之微喘，此方乃为正治。盖病在太阳，原有因误下而成痞、成结胸者，若下后不见坏病，而但见微喘，则病气犹在肺与皮毛。盖伤寒表不解，原有水停心下而喘，宜小青龙汤者。但微喘而不兼咳，心下水气甚微，可决为非小青龙证，此证与下后气上冲可与桂枝汤同例。究其所以喘者，则以心下微有水气，肺气不宣之故，故于桂枝汤方中，加厚朴、杏仁以蠲微饮，而宣肺郁，则汗一出而微喘定矣。此桂枝加厚朴杏子，所以为下后微喘之主方也。

太阳病，外证未解，不可下也，下之为逆。欲解外者，宜桂枝汤。

太阳病，先发汗不解，而复下之。脉浮者，不愈。浮为在外，而反下之，故令不愈。今脉浮，故知在外，当先解外则愈，宜桂枝汤。

此二节申言外证未解，虽有阳明证不可下之之例。太阳伤寒，始病则在皮毛，既而血热与表寒战胜，热发汗出，便当痊可。其不愈者，则其病已在肌腠，桂枝汤其主方也。但病在肌腠，至于发热汗出，其病已近阳明，间有渴饮汗出而热不解者。设不明其病在肌腠，而以承气下之，则肌腠凝冱之湿邪，既不能随下而尽，而中气一虚，反以牵掣其外出之路，故曰下之为逆。若夫先发汗不解，而见燥渴恶热之阳明证，于是本先汗后下之例，复用承气汤以下之。设外邪已解，直当一下而愈。无如病者，尚见浮脉，浮脉主外，故伤寒则见浮紧，中风则见浮缓，所以别于里证也。今病者反见浮脉，故不当一下而愈。所以然者，以其人虽有阳明里证，风邪犹在肌腠，里热反为外邪所吸，虽用硝黄，不得下行，故曰当先解外则愈。此证表解乃可攻里之旨，非谓必无里证，并非谓不可攻下也。不然，仲师但言解外则愈可矣，何必曰先解外乎！

太阳病，脉浮紧，无汗，发热，身疼痛，八九日不解，表证仍在，此当发其汗，麻黄汤主之。服药已，微除，其人发烦，目瞑，剧者必衄，衄乃解。所以然者，阳气重故也。（此条订正）

太阳病，脉浮紧，发热，身无汗，自衄者，愈。

太阳病而脉见浮紧，为伤寒本脉；无汗身疼痛，无论发热与否，俱为伤寒本病。虽经过一二日，虽发热而脉证未变，其为麻黄汤证，确然无可疑者。惟太阳伤寒，始病则起于皮毛，卫阳为表寒所困，水气不能外达，因而无汗。肌肉中血热与之相抗，血热战胜因而发热，但血分之热度高低不等。设令血中热度，仅足与表寒相抵，则服麻黄汤后，热当随汗而解。设血中热度太高，虽服麻黄汤后，表证略轻，然以阳热太甚之人，骤得麻黄升发之力，郁热必上冲于心而发烦，上冲于脑而目为之瞑，甚为颅骨为开，血从骨缝中溢出，从阙上下走鼻孔，是为衄。衄后，其病方解。所发然者，血热太胜，不能悉从皮毛外散故也。至如血之热度最高者，虽不服麻黄汤，亦能自衄而愈。所以然者，血与汗同源而异物，故夺血者不可发汗，疮家不可发汗，有金创者不可发汗，以血去液少故也。近日医家以血为红汗，意即本此。

二阳并病，太阳初得病时，发其汗，汗先出不彻，因转属阳明，续自微汗出，不恶寒。若太阳病证不罢者，不可下，下之为逆。如此，可小发汗。设面色缘缘正赤者，阳气怫郁在表，当解之熏之。若发汗不彻不足言，阳气怫郁不得越，当汗不汗，其人躁烦，不知痛处，乍在腹中，乍在四肢，按之不可得，其人短气，但坐，以汗出不彻故也，更发汗则愈。何以知汗出不彻？以脉涩故知也。

二阳并病，与上太阳阳明合病，同源而异证。故有太阳水气未能作汗外泄，流入肠胃，而成下利者；有因汗液不彻，水气郁于胃之上口，而病呕逆者。以水气不尽，牵涉足阳明胃，故谓之合病。今以汗出不彻，转属阳明，其病亦由水气内停，非胃中有燥屎邪热上熏脑部，心神无所寄托，而作谵语之证也，亦非大实满痛。阳明支脉从腹下髀走伏兔者，牵掣右膝膑而不良于行也。虽续自汗出，不恶寒，时有阳明见象，但兼有项背强、汗出、恶风诸证，一经误下，反伤在里之阳气，不能助之出表。即前文所谓"外证未解，不可下，下之为逆也"。此证当以发汗为正治，但仲师言可小发汗，而不出方治。张隐庵以为桂枝麻黄各半汤，似亦未当。夫麻黄本为无汗恶寒而设，岂有续自微汗出不恶寒而可用麻桂各半汤者？其必为桂枝加葛根无疑也（此为第一段）。

设太阳标热欲泄不得，则必郁而上浮。视病者之面，赤色渐次增加，则较之微汗出不恶寒者，证情殊异，治法正自不同，但需荆芥、防风、紫苏、僵蚕、蝉衣等味，煎汤熏其头面。阳气之内郁者，当从汗解（此为第二段）。又其甚者，发汗时仅得微汗，不足言汗出不彻。阳气以毛孔闭塞，而拂郁于皮毛及颜面者，一时未易发泄，本应用麻黄汤以发汗，濡滞而不敢用药，则肌理营血之热，为表寒所遏，热度渐高，即见躁烦。太阳水气与太阴之湿并居，阳热外张而寒湿内郁。至于不知痛处，足太阴主腹，亦主四肢，故寒湿时注腹部，时窜四肢，而痛处迄无定在。按之不可得者，以其流走而不见停蓄者也。皮毛不开，肺气阻塞，故短气。气短者，卧即喘逆，故但坐不得眠。脾主肌肉，亦主血，今以水邪混于足太阴脾，故当用桂枝汤以助脾阳而增血热，使在里之湿邪悉从肌理外散，则一汗而愈矣，所谓"更发汗则愈"也。

以其脉涩，因知其肌理为湿邪所阻，而血热不充。以肌理血热不充，因知其不能解肌而汗出不彻，此其所以宜桂枝汤也（此为第三段）。须知汗出不彻而转属阳明，与胃中燥热者迥[①]殊，皆不当急于攻下。此节虽曰二阳并病，治法则仍以太阳为主也。

脉浮数者，法当汗出而愈。若下之，身重心悸者，不可发汗，当自汗出乃解。所以然者，尺中脉微，此里虚，须表里实，津液自和，便汗出愈。

脉浮数为有热，证属标阳，实即肌腠血热外抗，所谓"法当汗出而愈"。已经发汗者，即后文所谓"脉浮数者，可更发汗，宜桂枝汤"之证也。未经发汗者，即后文"脉浮而数，宜麻黄汤"之证也。若经误下之后，肌肉无阳气而见身重，营血虚而见心悸，此正与"亡血家不可发汗""失精家不可发汗"同例。此证阳浮而阴弱，不可急治，当俟其阴气渐复，得与阳和，乃能汗出而愈。尺中脉微，胞中血虚之征，故曰里虚也。此麻黄、桂枝二汤证，因表实里虚，津液不和，而不能发汗者也。

浮脉紧者，法当身疼痛，宜以汗解之。假令尺中迟者，不可发汗。何以知之？然以营气不足，血少故也（古人"然"字多有作"曰"字解者，宋玉《九辨》用"然"字，并同，故有议扁鹊《难经》多用"然"字为伪书者，则不明古训之过也）。

脉浮紧，为寒束于表，而血热内抗。法当身疼痛者，则以寒伤肌肉之故。此伤寒之脉证，宜麻黄汤以汗之者也。然尺中脉

---

① 迥：原作"妲"，妲通"回"。迥，其意一为"远"，二为"形容差得很远"。据上下文义改。

迟，与前条尺中脉微正同。尺中主下焦，亦为胞中血少而不当发汗，此亦在"夺血者不可发汗"之例。此麻黄汤证，因营气不足，而不可发汗者也。

脉浮者，病在表，可发汗，宜麻黄汤。脉浮而数者，可发汗，宜麻黄汤。

此节为里气不虚者言之。故一见无汗身疼痛之证，无论脉浮及脉浮数者，皆可用麻黄汤以发之。与下后身重、心悸、脉数而尺中微，及未经误下而尺中迟者，固自不可也。

病尝自汗出者，此为营气和。营气和者，外不谐，以卫气不共营气和谐故尔。以营行脉中，卫行脉外，复发其汗，营卫和则愈，宜桂枝汤。

病人脏无他病，时发热，自汗出而不愈者，此卫不和也。先其时发汗则愈，宜桂枝汤。

此二节为病后余邪不彻，营气弱，而不能与卫气相接言之。盖即《金匮》"百合病"，见于阴者，以阳法救之也。自汗出，为营气和，"和"之为"平"也，血分中热度不高之说也。血分热度不高，而病后余湿，尚凝沍肌理，不能达于毛孔之外，故力弱而不能与卫气相接。营气行于肌肉，由动脉而外出孙络，故曰营行脉中；卫气由六府淋巴管直达皮毛，不在孙络之内，故曰卫行脉外。卫气自强，故毛孔开而自汗，营气自弱，故腠理凝沍之湿不能直达毛孔，与淋巴管中排泄之废料，同出而俱散，故汗出而病不愈。要惟用辛甘发散之桂枝汤，以助肌理之血热，但令血热与出表之水气同化，则营卫和而病自愈矣。此病后但见自汗，如寒无寒，如热非热，病见于营阴之弱，以阳法救之之治也。至如病人脏无他病，时发热，自汗出而不愈者，其病亦由营分之弱。曰卫气不和者，为其淋巴管中水液，自行排泄于毛孔之外，而血分热度太低，不能排泄肌腠留恋之湿邪，两者不相和，故营分久郁而时发表热。但用桂枝汤于未发热之时，则血中热度增高，使肌肉中余湿一时蒸化成汗，与在表之水气合并而出，则营气与卫气混合为一，而病自愈矣。此病后兼见发热自汗，身形如和，其脉微数，并见于营阴之弱，以阳法救之者也。向与门人王慎轩论《金匮》"百合病"，仲师所处七方，皆在发于阳者以阴法救之之例，而于发于阴者以阳法救之，篇中阙而不备，慎轩以为此二条足以当之，颇为近理。仲师所以不列于百合病者，或以不用百合之故，且欲留其不尽之旨，使人于无字处求之也。

伤寒，脉浮紧，不发汗，因致衄者，麻黄汤主之。

伤寒为病，脉浮紧无汗，为一定不易之病理。麻黄汤一方，亦为一定不易之治法。但阳气太重之人，有服麻黄汤后以衄解者。亦有不待服麻黄汤，而以衄解者。似不发汗而致衄，病当从衄解矣。乃血衄之后，脉之浮紧如故，发热恶寒无汗亦如故，此麻黄汤证不为衄解而仍宜麻黄汤者，与营虚不可发汗之证，固未可同日语也。

伤寒，不大便六七日，头痛有热者，与承气汤。其小便清者，知不在里，仍在表也，当须发汗。若头痛者，必衄，宜桂枝汤。

伤寒不大便六七日，已及再经之期，病邪将传阳明。六七日不大便而见头痛发热，则已见阳明之证。但阳明头痛与太阳异，太阳之头痛，在额旁太阳穴，阳明头痛在阙上（两眉间曰"阙"，属阳明）。病传阳明，故阙上痛，痛则可与承气汤。惟大肠燥热，必蕴蒸输尿管及膀胱，而小便赤痛。若小便清者，则肠中无热，病邪尚在皮毛，便当用麻黄汤以发皮毛之汗。以病在肺与皮毛，太阳寒水用事，故小便清也。若太阳标热太盛，上冲于脑，则阙上或连太阳穴痛，颅骨之缝以得热而开，必将血流鼻孔而成衄，故头痛者必衄。所以然者，以腠理不开而郁热上冒也。用桂枝汤以发肌理之汗，则汗一出而衄自止矣。

伤寒，发热已解，半日许复烦，脉浮数者，可更发汗，宜桂枝汤。

伤寒初病为麻黄汤证，发汗已，则其病当愈。乃半日许忽然烦热，此非邪传阳明，正以肌腠余邪未能尽随汗解，或由毛孔大开外风袭于肌理故也。故宜桂枝汤以发之。

凡病若发汗，若吐，若下，若亡血、亡津液，阴阳自和者，必自愈。

此节言误治亡津液者，当俟其自愈，以见庸工滋阴伐阳之不可为训也。盖阴液之生，根于阳气。若蒸气然，必俟炉中炽炭釜甑，寒水乃得化气上行。设炉中无火，仅恃无阳之寒水，则生气索然矣。凡病若发汗、若吐、若下、若亡血，皆能耗损其津液，但此为药误，而非人体中燥热所致，故必静以养之。但得"身有微汗，口中不燥"，即为阴阳自和，而病当自愈。若急于养阴而妄投生地、石斛、西洋参、麦冬之类，阳气被遏，湿痰滋生，病乃蔓延而不可治矣。

大下之后，复发汗，小便不利者，亡津液故也。勿治之，得小便利，必自愈。

凡病大下后，则肠胃中淋巴管中乳糜必少，加之以发汗，更竭其皮毛肌腠之水液，因致小便不利。庸工不知病之出于汗下，一见小便不利，更用五苓散、猪苓汤以利之，重伤其津液，此病之所以不愈也。盖此证当静俟其小便自利，而不当急治，意与上节略同，所谓"以不治治之"也。

下之后，复发汗，必振寒，脉微细。所以然者，以内外俱虚故也。

下后则亡其里阴，复发汗则亡其表阳，阴阳两虚，则必背毛栗然，甚至恶寒而蜷卧。按其脉必微细，内外俱虚，病乃延入少阴，此为四逆汤证，可于言外领取之。

下之后，复发汗，昼日烦躁不得眠，夜而安静，不呕不渴，无表证，脉沉微，身无大热者，干姜附子汤主之。

干姜附子汤方

干姜一两，附子一枚（生用，去皮，破八片，后仿此）。

上二味，以水三升，煮取一升，去滓，顿服。

此节为汗下后虚阳外越之证，与下"妇人伤寒，经水适来"之证，适得其反。阴血实，则其病在营，营气夜行于阳，故昼日明了，夜则谵语，如见鬼状。阳气虚，则其病在卫，卫气昼行于阳，虚阳随之俱出，故昼日烦躁不得眠，夜而安静。阴实者，泄其热；阳虚者，温其寒。但按其证情，不呕不渴，则内无实热可知。身无大热，其为虚热又可知。脉沉而微，则少阴虚寒，孤阳不归其根也。故宜干姜附子汤，以温寒水之脏，但令蒸气渐复，虚阳得所依附，乃不至荡而无归，而烦躁自愈矣。

发汗后，身疼痛，脉沉迟者，桂枝加芍药生姜人参新加汤主之。

桂枝加芍药生姜人参新加汤方

桂枝三两，芍药四两，甘草二两，人参三两，大枣十二枚，生姜四两。

上六味，以水一斗二升，煮取三升，去滓，温服一升。

伤寒身疼痛，以寒邪由表及肌，伤其孙络，血络不通之故。故但须麻黄汤发汗，肌表通彻而疼痛自止。至如发汗后之疼痛，则其病专属肌腠。汗液发泄，血液减①少，分肉中孙络乃凝滞而不通，所谓"不通则痛"也。试观痈疽之发见于何部分，即痛在何部分，此无他，血络不通故也。又如跌打损伤，伤在何处，即痛在何处，亦血络不通故也。夫脉尺中迟为营气不足，为血少，前于"脉浮紧，法当身疼痛"条下，既详言之。今乃脉见沉迟，其为汗后营气不足及血少，确为信而有征。但前条既云不可发汗矣，今乃用桂枝人参新加汤，得毋犯发汗之禁乎？不知未发汗时，禁其发汗，惧伤阴也；既发汗而疼痛，又不可不稍发汗以和之，为业经伤阴而救正之也。譬之安静无事，则无宁不生事；既生事，则当务息事。新加汤方，惟桂枝、甘草、大枣剂量同桂枝汤。盖桂枝汤原方，本为宣发脾阳而设，今加人参以增胃液，胃主肌肉，脾亦主肌肉，但使胃液内生，脾阳外散。更倍通瘀之芍药，散寒之生姜，引在内之津液，贯输孙络而略无阻碍，则肌肉之疼痛可愈矣（胃中津液散出有无数细胞为白血球，上行心肺即

---

① 减：原作"加"，据上下文义改。

化为红血球，血经渣滓沥尽乃入动脉管中而旁溢于孙络，于是孙络流通而疼痛止矣。痈疽疼痛重用芍药者，意与此同，盖必经络通而疼痛方止也）。

发汗后，不可更行桂枝汤，汗出而喘，无大热者，麻黄杏仁甘草石膏汤主之。

麻黄杏仁甘草石膏汤方

麻黄四两，杏仁五十枚，甘草二两，石膏半斤。

上四味，以水七升，煮麻黄减二升，去上沫，内诸药，煮取二升，去滓，温服一升。

发汗后半日许复烦，脉浮数者，可更与桂枝汤以发汗，此为皮毛开而肌理闭塞者言之也。今乃云"不可更行桂枝汤"，得毋自相刺谬乎？曰："否。"盖发汗之后，汗已中止，外证仍在，故仍宜桂枝汤以解外。若服麻黄汤后，汗出而喘，岂有更行桂枝汤之理？此条无待烦言者。仲师言此，特欲辨发汗后更见何证耳。使汗出而喘，壮热不解，则为胃热上冲肺部而喘，病邪已属阳明，直可决为白虎汤证。惟其身无大热，其喘仍为肺气不宣，故宜麻杏石甘汤。麻黄汤去桂枝以疏达肺气，加石膏以清里热，则表里和而喘定矣。

发汗过多，其人叉手自冒心，心下悸，欲得按者，桂枝甘草汤主之。

桂枝甘草汤方

桂枝四两，甘草二两。

上二味，以水三升，煮取一升，去滓，温服。

发汗后，其人脐下悸者，欲作奔豚，茯苓桂枝甘草大枣汤主之。

茯苓桂枝甘草大枣汤方

茯苓半斤，桂枝四两，大枣十五枚，甘草四两。

上四味，以甘澜水一斗，先煮茯苓，减二升，内诸药，煮取三升，去滓，温服一升，日三服。

作甘澜水法：取水二斗置大盆内，以杓扬之，水上有珠子五六千颗相逐，取用之。

水气凌心为悸，《伤寒》《金匮》之通例也。发汗过多，虚其心阳，水气乘虚上僭，则心下悸，欲得按。若于发汗之后，虚阳上吸，牵引水邪上僭，脐下悸欲作奔豚，病虽不同，其为水邪上僭则一。故心下悸欲得按，则用桂枝甘草汤；脐下悸欲作奔豚，则用茯苓桂枝甘草大枣汤，皆所以培养脾胃而厚其堤防，使水气不得上窜。但此二方皆为汗后正虚救逆之法，而非正治。是故《金匮》"痰饮篇"，"心下痞，膈间有水气，眩悸者，则宜小半夏加茯苓汤。""脐下悸，吐涎沫，颠眩者，为有水，则宜五苓散。"直折其水气而使之下行，病根已拔，更无须甘温补中，此虚实之辨也。（心动悸则用炙甘草汤，此条心下悸，甘草亦当炙）

发汗后，腹脉满者，厚朴生姜甘草半夏人参汤主之。

厚朴生姜甘草半夏人参汤方

厚朴半斤（炙），生姜半斤，半夏半斤，甘草二两，人参一两。

上五味，以水一斗，煮取三升，去滓，温服①一升，日三服。

发汗之伤血、伤津液，前文屡言之矣，但伤血、伤津液，其

---

① 服：原作"月"，据文义改。

病在标，标病而本不病，故仲师不出方治，而俟其自愈。至于发汗后腹胀满，伤及统血之脾脏，其病在本，此即俗所谓"脾虚气胀"也。脾虚则生湿，故用厚朴、生姜、半夏以去湿；脾虚则气不和，故用甘草以和中；脾虚则津液不濡，故用人参以滋液（西医谓人参能滋胃液，然北京妇人产后多有三朝以后即服吉林参，眠食俱安。可见胃为生血之源，补胃即所以补血也）。则水湿下去，中气和而血液生，汗后之腹胀自愈矣。

伤寒，若吐，若下后，心下逆满，气上冲胸，起则头眩，茯苓桂枝白术甘草汤主之。脉沉紧，发汗则动经，身为振振摇者，真武汤主之。（此条订正）

茯苓桂枝白术甘草汤方

茯苓四两，桂枝三两，白术、甘草各二两。

上四味，以水六升，煮取三升，去滓，分温三服。

苓桂术甘汤为痰饮主方，心下逆满、气上冲胸、起则头眩，为水气凌心，此与痰饮篇"胸胁支满、目眩，苓桂术甘汤主之"者，其病正同。惟"发汗动经，身瞤动，振振欲擗地"者，即后文真武汤证。盖发汗阳气外泄，水气乘虚而上，则为头眩。阳气散亡，气血两虚，故气微力弱，不能自持，而振振动摇，若欲倾仆者然。然则本条"茯苓桂枝白术甘草汤主之"，当在"头眩"之下。"发汗动经，身为振振摇者"下，当是脱去"真武汤主之"五字。盖汗出阳亡，正须附子以收之也。况脉之沉紧，正为肾气虚寒乎！此与后两条用附子同例。张隐庵乃谓"振振摇为中胃虚微，振振欲擗地，为心肾两虚"，不知何所依据，而强分二也。

发汗病不解，反恶寒者，虚故也，芍药甘草附子汤主之。

芍药甘草附子汤方

芍药、甘草各三两，附子一枚（炮）。

上三味，以水五升，煮取一升五合，去滓，分温三服。

发汗病不解，未可定为何证也。汗大出恶热，则为白虎汤证。外证不解，汗出恶风，则仍宜发汗，为桂枝汤证。若反恶寒者，则为营气不足，血分中热度太低，不能温分肉而濡皮毛，故反恶寒。芍药甘草汤，在误服阳旦汤条下，原为血不养筋，两脚挛急，疏导营血下行之方治。今微丝血管中血热不充，至于不能抵御外寒，故用芍药、甘草，以疏达营血，使得充满于微丝血管中，更加熟附子一枚以助之，使血分中热度增高，而恶寒之证自愈。

发汗，若下之，病仍不解，烦躁者，茯苓四逆汤主之。

茯苓四逆汤方

茯苓四两，人参一两，附子一枚（生），甘草二两，干姜两半。

上五味，以水五升，煮取三升，去滓，温服七合，日三服。

发汗，若下后，病仍不解，津液之不足，要为理所必至。使津液不足而胃中燥热，是必渴欲饮冷而为白虎汤证。惟胃液燥于中，水气寒于下，绝无蒸气以相济，则胃中燥气上搏心脏，而厌闻人声，畏见生客，时怒小儿啼哭，或忽喜观览书籍，不数行辄弃去，是之谓烦。阳气在上，下焦水液不能与之相接，谓之火水未济。水不得阳热蒸化则不温，不温则阳热独抗于上，此时欲卧不得，欲坐不得，欲行不得，反复颠倒，顷刻间屡迁其所，而手足不得暂停，是之谓躁。此时用茯苓、人参增胃液以濡上燥，合四逆汤以温下寒，而发其蒸气，使蒸气与胃液相接，则水火既济而烦躁愈矣。愚按烦躁不定，系少阴阴虚，阳气外浮，故烦躁。此与上文"昼日烦躁，夜而安静"者，并责之虚。但前证阴虚不甚，故不用人参，而但用干姜附子汤；此证阴虚太甚，故用人参，为小异耳。

发汗后，恶寒者，虚故也。不恶寒但热者，实也，当和胃气，与调胃承气汤。

此节借上干姜附子、桂枝甘草汤证，以见调胃承气汤证恶寒与热之绝不相类也。汗后恶寒为虚，恶热为实。虚寒者，当温；实热者，当泻。此意最为平近，初学者能辨之。

太阳病，发汗后，大汗出，胃中干，烦躁不得眠，欲得饮水者，少少与饮之，令胃气和则愈。若脉浮，小便不利，微热，消渴者，五苓散主之。

五苓散方

猪苓十八铢，泽泻一两六铢，白术十八铢，茯苓十八铢，桂枝半两。

上五味，捣为末，以白饮和服方寸匕，日三服。多饮暖水，汗出愈。

发汗后，大汗出，则胃中津液必少，故有胃实恶热，而宜调胃承气汤者。若但见烦躁不得眠，欲得饮水，则仅为胃中干燥，而非胃中之实，故但须稍稍饮之以水，而胃中自和，烦躁自愈。若"脉浮，小便不利，微热，消渴"，则为大汗之后，浮阳张发于外，输尿管中水气被吸，不得下行，如是则宜五苓散以利小便，但使水道下通，而阳气得以还入胃中，和其入胃之水饮，而消渴自愈。此正与痰饮心下有水气而渴，服干姜细辛而反不消渴者同例。方治后"多饮暖水，汗出愈"七字，与本证不合，或传写之误也。

发汗已，脉浮数，烦渴者，五苓散主之。

伤寒汗出而渴者，五苓散主之；不渴者，茯苓甘草汤主之。

茯苓甘草汤方

茯苓二两，桂枝二两，甘草一两，生姜三两。

上四味，以水四升，煮取三升，去滓，分温三服。

发汗汗出，淋巴管中水液随阳气尽发于外，故有脉浮数而烦渴者；亦有不待发汗，汗出而渴者，自非引水下行，则在表之水液必不能还入胃中，故皆宜五苓散。若汗出而不渴，则胸中阳气尚不为水邪所遏，而津液犹能还入胃中，故但用茯苓甘草汤，使肌理中营气与皮毛之卫气相接，而其汗自止。盖此证法出亦由营弱卫强，与病常自汗出，用桂枝汤略同，故处方亦略同桂枝汤也。

中风发热，六七日不解而烦，有表里证，渴欲饮水，水入则吐者，名曰水逆，五苓散主之。

中风证发于阳，血分热度本高，故未有不发热者。"六七日"，则已过六日一候之期。"不解而烦，有表里证"，则已由太阳而传阳明，故有渴欲饮水之证。然"水入则吐"，则水气内阻，津液不生，非由胃中燥热所致，故名水逆。水逆者，下流壅塞也。故必利其水，然后阳气始得外散，不复如从前之郁热不解矣。

未持脉时，病人叉手自冒心，因教试令咳，而不咳者，此必两耳聋，无闻也。所以然者，以重发汗，虚故如此。

"未持脉时，病人叉手处冒心"，其为心下悸，不问可知。盖发汗过多，原自有虚其心阳，水气凌心。心下悸而欲得按者，即上所谓桂枝甘草汤证也。师因教令咳者，盖欲辨其水气之虚实。假令咳而吐涎沫，即为水气实，则直可决为小半夏加茯苓汤证。病者置之不答，则其为耳聋无疑。盖发汗后，虚阳上出于脑，两耳气闭，故聋。此非于桂枝甘草本方中，重用龙骨、牡蛎，以降浮阳，聋必不治。而心下之水气为虚，正可不治自愈矣。

发汗后，饮水多，必喘，以水灌之亦喘。

肺中一呼吸，皮毛亦一呼吸。发汗后，肺与皮毛俱为阳热张发，是必有燥渴恶热之标证，使病家不知为标阳，而误为里热，于是渴而饮冷，则阳热遏入肺脏而为喘。恶热而灌以冷水，则阳热之在皮毛者，亦以被遏入肺脏而为喘。水气外加，标热反入于里，是与发汗后汗出而喘同例。当与麻黄杏仁甘草石膏汤，一以开肺与皮毛，一以清内陷之标热，而喘自定矣。

发汗后，水药不得入口，为逆。若更发汗，必吐不止。（此条订正）

发汗后阳气外浮，不能消水，水入则吐，要惟大、小半夏汤，足以降逆而和胃。若胃中虚寒，则干姜甘草汤、吴茱萸汤皆可用之。此证忌更发汗，要无庸议。发汗则水气随阳热而张发于上，吸胃中水液俱上，倾吐而不可止，此理之可通者也。若淋巴管中水液既伤于汗，又伤于吐，阳气独张于上，而水液内亡，岂有反病下利不止之理？盖下利一证，必水湿有余之证也。然则此"下"字必传写之误，当订正之，毋以必不可通之说，贻仲师累。

发汗吐下后，虚烦不得眠，若剧者，必反复颠倒，心中懊憹，栀子豉汤主之；若少气者，栀子甘草豉汤主之；若呕者，栀子生姜豉汤主之。

栀子豉汤方

栀子十四枚，香豉四合（绵裹，余仿此）。

上二味，以水四升，先煮栀子得二升半，内豉煮取升半，去滓，分温二服。

栀子甘草豉汤方

栀子十四枚，甘草二两，香豉四合。

上三味，以水四升，先煮栀子、甘草取二升半，内豉煮取升半，去滓，分温二服。

栀子生姜豉汤方

栀子十四枚，生姜五两，香豉四合。

上三味，以水四升，先煮栀子、生姜，取二升半，内豉煮取升半，去滓，分温二服。

发汗吐下后，津液消耗，在表之浮阳不收，在里之余热不去，则郁结而生虚烦，甚则眠不得安，心中懊憹，不能自言其所苦。然究为病后余邪，故开表发汗，不待麻黄、桂枝，但用香豉已足。清里不待葛根、苓、连，但用栀子已足，则表里余邪并去而虚烦愈矣。若夫无气则加甘草，呕则加生姜。其所以无气、所以呕者，正需研核而始见。四肢肌肉俱禀气于胃，胃中少气，则四肢为之无力，一身肌肉为之重滞，所谓无气以动也。其病皆由汗吐下后，胃气空虚，故于解表清里外，佐以补中之甘草。胃中胆汁上逆则呕，湿邪入胃，胃不能受，则亦呕。此证之呕，要以汗吐下后，胃中虚寒，故于解表清里外加生姜以散其微寒，而其呕亦止矣。

发汗，若下之，而烦热胸中窒者，栀子豉汤主之。

伤寒五六日，大下之后，身热不去，心中结痛者，未欲解也，栀子豉汤主之。

吐下后而烦热，与大下后身热不去同，皆因液虚之后，津液不能外出皮毛，标热留而不去也。盖在外之标阳，以汗液和之则散。然液亏之人，又不能用发散峻剂，故但用香豉而已足。津液内亡，是生里热，于是气壅上膈，则胸中窒，甚则心中热。但病后余热，与实热不同，故但用生栀子十四枚而已足。在表者散而去之，在高者引而下之，而病后之余邪自解矣。

伤寒下后，心烦，腹满，卧起不安者，栀子厚朴汤主之。

栀子厚朴汤方

栀子十四枚，厚朴四两，枳实四枚（炒，水浸去穰）。

上三味，以水三升半，煮取一升半，去滓，分温二服。

伤寒，医以丸药大下之，身热不去，微烦者，栀子干姜汤之主。

栀子干姜汤方

栀子十四枚，干姜二两。

上二味，以水三升半，煮取一升半，去滓，分温二服。

以上二节，皆为病后有表里证言之也。若但有里证而不兼表证，香豉之发散，要在必去之例。但里证各有不同，假如"伤寒下后，心烦，腹满，卧起不安"，则为湿热余邪留于肠胃，郁热上搏心脏，则心烦；湿与热壅阻于腹部，欲下行而不得，故卧起不安。方用栀子以降之，厚朴以燥之，枳实以通之，则大便通而上烦下满除。又如以丸药大下后，身热不去而微烦，则未下之先，原有表热，表热不为下后而减，加之以心烦，一似实热在里，当用凉解者（如白虎汤、葛根芩连汤、竹叶石膏汤之类皆是）。不知下为大下，脾阳必以下陷而虚寒，浮热之在表者，既不得脾津以相接，而为之和洽，故用干姜。盖所以温脾而生津，若蒸气四出者然，使得和表也。虚阳张于上，而心为之烦，故用生栀子以降之，盖所以定心气而抑虚烦也。此又肠胃无湿热之治法也。

凡用栀子汤，病人旧微溏者，不可与服之。

栀子微苦而主泄，能使脾湿下陷，故病人旧微溏者，不可与服。今人动以栀豉汤为吐剂，夫探吐之剂，当从口出，岂有反能下泻者，其谬一。第一节言汗吐下后之余邪，岂有吐后虚烦而更吐之理，其谬二。况呕逆者，加生姜以止之，岂有吐剂而反能止呕者，其谬三。盖旧本方治后有"得吐止后服"五字，此因瓜蒂散中有香豉而误。张隐庵本删之，具见特识，为标出之。

曹氏伤寒发微卷第二

汉南阳张机仲景 **撰**

江阴曹家达颖甫 **释义**

武进丁济华、四明沈石顽 **校订**

太阳下篇

太阳病，发汗，汗出不解，其人仍发热，心下悸，头眩，身瞤动，振振动欲擗地者，真武汤主之。

太阳与少阴为表里，太阳为寒水之经，外主皮毛，内统上中二焦（西医谓之淋巴管，为水液所出）。少阴为寒水之脏，膀胱为寒水之腑，属下焦（西医谓之输尿管，又名淋巴系统①，为水道所自出）。发汗不解，则少阴肾气为浮阳所吸，水气凌心，故心下悸。水在心下，故阳不归根而头眩，身瞤动。振振欲擗地者，上实下虚，故痿弱不支，谚所谓头重脚轻也。此为表汗太过，少阴上逆之证，故非用炮附子一枚，温其肾气，使三焦水液化蒸

---

① 系统：原作"统系"，据文义改。

气外出皮毛，上及头目，不足以收散亡之阳；非利水之茯苓、白术，不足以遏心下之水；非芍药、生姜，疏营之瘀而发其汗液，不足以杀其水气。此"太阳篇"用真武汤之义也，少阴病情与此相反，所以同一方治者，详"少阴篇"中。

咽喉干燥者，不可发汗。

咽喉为肺胃之门户，肺主皮毛而胃主肌肉。汗之自内出者，一由肺气外泄出之皮毛，一由脾输胃中水谷之液出之肌理。咽喉干燥，则肺胃精液本自亏损，一经发汗，淋巴管中乳糜尽涸，其燥益不可支。甚则肺热叶焦，而成痿躄；不甚，则唇口焦黑而谵语，此不可发汗之由于肺胃液亏者也。高士宗乃谓："心系入肺上挟咽，咽干而燥，为心血虚，肾脉入肺中循喉咙，喉干为肾虚，心肾精血皆虚，故不可发汗。"吾不信咽喉之滋溉，果恃此心肾二脉乎，抑犹重恃肺胃之液乎？究之愈精微，则愈迂远不切。学者误从其说，则终身迷惘矣。

淋家不可发汗，发汗必便血。

凡津液亏耗之人，强责其汗，阳气外张，必动其血。风温火劫发汗，微发黄色，此即津液不足，借血液为汗，血色外见之明证。淋家阴液日损，万难供作汗之用，强责其汗，必由寒水腑脏牵动胞中血海。是故全体液亏而责其汗，则肌理之血液外泄而发黄；下部液亏而责其汗，则胞中血伤而见便血。要其为液亏不能作汗，则一也。

疮家虽身疼痛，不可发汗，汗出则痉。

伤寒为病，甚者寒从皮毛直入，凝冱肌肉，为之疼痛，非用大剂麻黄汤兴发血中之热度，则疼痛不止。惟疮家脓血太多，不能再行发汗，发汗则肌肉中营血不足以资营养，筋脉则燥而为痉。故虽身疼痛，止宜熏洗而不当发汗。盖熏洗从外治，自能得微汗而解。（熏洗之方，可用紫苏、干姜、乌头、红花、桂枝、赤芍）

衄家不可发汗，汗出必额旁陷，脉紧急，目直视，不能眴，不得眠。（此条订正）

伤寒入于营分，始见发热，初犯皮毛，固无热也。但皮毛不开，血分热度增高不能从毛孔外泄，则上冲于脑，颅骨受阳热熏灼，则骨缝开而脑中血出，由阙上下走鼻孔，是为衄。此不发汗而致衄者，所以发其汗则愈也。若夫衄家，则未病时已屡见衄，不因失表而见，与不发汗而致衄者不同，故与淋家、疮家并有发汗之戒。"脉紧急者"，阳气以发汗而愈张。"目直视，不能眴"，津液亡而目系燥也（此与风温病误下直视同）。惟"额上陷"三字，殊不可通。额上为颅骨覆冒处，不似无骨之处，易于下陷，岂有病衄之人，一汗而陷之理？愚按："上"字为"旁"字之误，指两太阳穴。尝见久病劳瘵之人，形脱肉削，两太阳穴下陷不起；年老之人，气血两虚者亦然。则夫衄家发汗一虚再虚，宜其形脱肉削而额旁陷也。（余治《金匮》知"额"字为"颧"之误，盖颧上即太阳穴也）

亡血家不可发汗，发汗则寒栗而振。

人之一身，惟血最热，少年血盛则耐寒，老年血衰则畏寒。孟子言五十非帛不暖者，血虚故也。妇人血败，虽当盛暑，亦必寒战，此其明验也。故无论吐血、衄血、便血及妇人崩漏，其体必属虚寒。至如亡血而身热，则里阴不能抱阳，阳荡而无归矣。至是更用凉血之药，十不活一。所以然者，为其阴中之阳气，一戕于亡血，再戕于凉药故也。明乎此，乃可与言亡血家之不可发汗。夫亡血家，血中阳热，虽暴经摧抑，表阳犹未虚也（按：华氏寒暑表九十五度，谓之血温）。若更发汗，外则虚其表阳，内则重伤其血之温度，有不寒栗而振乎？空室无人居，炎夏生昼寒，由其动气少而中阳虚也。予尝治宋姓妇人血崩，恶寒蒙被而卧，用大熟地四两，生潞参三两，陈皮五钱，一剂手足温，二剂血崩止。初未尝用附、桂之属，盖血分充则阳气自复。意寒栗而振者，亦当如是耳。（予亡友丁甘仁常用附子理中汤以治血证，非深明此理者，不足与言亡血之治法也）

汗家重发汗，必恍惚心乱，小便已，阴疼，宜大承气汤。（此条订正）

汗家，非中风有汗之证。中风之证，当云风家。汗家云者，以阳明多汗言之也。阳明有余之证，复发汗以劫胃中之液，则胃中燥气上搏于脑，而心神为之不宁。按：人之思索事理，必仰其首，或至出神而呼之不应，心神有所专注，凝定而不散也。若胃中燥热上搏，则心神所寄欲静而不得，于是恍惚心乱，遂发谵语，则论中"恍惚心乱"四字，直以谵语当之。所谓胃中水竭，必发谵语也。后文又云"小便已，阴疼"，盖汗后重发汗，必大肠燥实，燥气熏灼于前阴，故小便短赤而阴疼，此为大承气的证，予亲验者屡矣。后文"宜禹余粮丸"五字，实为下利证脱文，与本篇利在下焦，用赤石脂禹余粮汤同例。不知者，误移于此（药为止涩之药，喻嘉言常用之以治下利）。历来注家强作解，人不可从。

病人有寒，复发汗，胃中冷，必吐蛔。

文曰："病人有寒，复发汗，胃中冷，必吐蛔。"师但言病人有寒，而不言寒之所在。然继续之曰："复发汗，胃中冷，必吐蛔。"可知寒邪即在胃中，非用干姜以温之，反用桂枝汤劫取其汗，致胃中之胰液馋涎，并胃底消谷之胆汁，一泄无余，由是胃中虚冷，蛔不安而上窜，《金匮》所谓"脏寒"即此证也。主治者为乌梅丸，虽有黄连、黄柏之苦寒，方中温胃之药居其大半，所禁为生冷滑臭，其为胃中虚寒，灼然无疑。独怪编《医宗金鉴》者，何所见而必改非脏寒也。又按：胃中热度，甚于炽炭，水饮入胃，即从淋巴细管中化气，四散而出。惟热度渐低，乃病留饮，湿之所聚，虫病乃作，饮家所以多呕也。此为胃中虚冷后蔓延之证，学者不可不知。

本发汗而复下之，此为逆也；若先发汗，治不为逆。本先下之，而反汗之为逆；若先下之，治不为逆。

伤寒成例，先解其表，而后攻其里，所以然者，为其水液未尽而遽下之，不病结胸，必有利下不止之变也。至于温病，有时与伤寒相反，太阳未解，肠胃已化热化燥，若更先行发汗，表里燥热，甚有燔灼而死者。故吴又可《温疫论》，以大承气汤为第一主方，吾亡友丁甘仁称其得仲景遗意，即此节言之。盖温病本当先下，而先发其汗为逆，先下之反不为逆也。此伤寒、温病论治之不同也。

伤寒，医下之，续得下利清谷不止，身疼痛者，急法救里。

后身疼痛，清便自调者，急当救表。救里宜四逆汤，救表宜麻黄汤。（此条订正）

伤寒下后，续得下利清谷，此本太阳表证误下，本气之寒陷入肠胃之证也。太阳伤寒，身必疼痛，以寒伤皮毛肌腠，津液凝沍，血络不通之故，盖即上节"本发汗而医反下之"之证也。但既经误下，表证仍在，里证复起，法当先救其里而后救其表。所以然者，一因里寒下陷，有生命之虞，一因水气在下，虽经发汗，汗必牵制而不出，又恐一汗而阴阳离决，将有虚脱之变也。若但身疼痛而绝无里证，自当以解表祛寒为急，而绝无可疑，此皆初学之人，不待烦言而自解者。惟体痛为伤寒的证，他病所无，故"身疼痛、腰痛、骨节疼痛，麻黄汤主之。""脉浮紧者，法当身疼痛，宜以汗解之。"师虽未出方治，其为麻黄汤证，决然无疑。《金匮》"痉湿暍篇"云："风湿相搏，一身尽疼痛，法当汗出而解。"又云："湿家身烦疼，可与麻黄加术汤发其汗。"又云："病者一身尽痛，日晡所剧者，可与麻黄杏仁薏苡甘草汤。"则身疼痛之当用麻黄，已可类推，况本论又云："桂枝本为解肌，若其人脉浮紧汗不出者，不可与之。"则身疼痛而急当救表之证，身必无汗，脉必浮紧，桂枝汤正在禁例，何得反云宜桂枝汤？故知仲景原文，必云救表宜麻黄汤（"厥阴篇"与此同）。学者读仲景书，不观其通，一切望文生训，一旦用之失当，反令活人方治，不能取信于病家，此真与于不仁之甚也。

病发热头痛，脉反沉，若不瘥，腹中疼痛，当救其里，宜四逆汤。（此条订正）

病发热头痛，其病在表，则其脉当浮，而脉反见沉，则表证当减，为血分之热度渐低，而表热当除，头痛当愈也，此理之可通也。惟后文所云，"若不瘥，身体疼痛，当救其里，宜四逆汤"，则大误矣。夫身体疼痛为麻黄汤证，即上节所谓"急当救表"者，岂有病表而反救其里之理？愚按："身体疼痛"四字，实为"腹中疼痛"之误，寒邪入腹故脉沉，如此乃与"宜四逆汤"四字密合无闲。自来注家遇此等大疑窦，犹复望文生训，坐令仲师医学失传，可叹也。

太阳病，先下之而不愈，因复发汗，以此表里俱虚，其人因致冒，冒家汗出自愈。所以然者，汗出表和故也。得里未和，然后复下之。

太阳病本不应下，先行误下，里气先虚，因复发汗，表气再虚，然下后之发汗，水气业经下陷，有所牵制，虽发汗而汗必不畅。于是阳气不得畅行于表，而郁冒于上，必待汗液大泄，而郁冒始解。所以然者，皮毛既开，阳气之郁冒于上者，始得散布而出也。故治病之要，病在表者当先解表，表解后见里未和，然后用承气汤以下之。若清便自调者，则一汗可愈，无容再议攻下矣。

太阳病未解，脉阴阳俱微，必先振栗，汗出乃解。但阳脉微者，先汗出而解。但阴脉微者，下之而解。若欲下之，宜调胃承气汤。（此条订正）

师言太阳病未解，初未尝言欲解也，脉阴阳俱停不可通，"停"实"微"字之误，玩下文"但阳脉微""但阴脉微"两层，其误自见。按《脉法》云，脉微而解者，必大汗出。又曰，脉浮而紧，按之反芤，此为本虚，当战而汗出也。浮紧为太阳本脉，芤则为营气微，微则血中热度不高，阳热为表寒所郁，不能外达，必待正与邪争而见寒战，乃能汗出而愈。"脉阴阳俱微"者，气血俱微，即《脉法》所谓本虚也。至如但阳脉微者，阴液充足，易于蒸化成汗，故先汗出而解。"但阴脉微"者，津液不足，中脘易于化燥，故下之而解也。张隐庵不知"停"字为"微"字之误，漫以"均"字释之，并谓表里之气和平。不知正气内微，勉与表寒相抗，至于振栗，然后发热，汗出而解，一似疟发之状，其表里之不和平显然可见，则张注不可通也。《脉法》又云，脉大而浮数，故知不战，汗出而愈。所以然者，以阳气本旺，表寒不能相遏，故能不待寒战，自然汗出而解。此正与阴阳俱微相反，病之当战汗出而解，与不待战而自汗解者，可以得其标准矣。

太阳病，发热汗出者，此为营弱卫强，故使汗出。欲救邪风者，宜桂枝汤。

邪风，即饮酒当风，汗出当风所受之风邪。邪乘皮毛之开，内袭肌理，肌理闭塞而孙络中血热与之相抗，因而发热。血热内蒸，皮毛不闭，故汗常出，此即太阳中风之本病。此节所谓"营弱卫强"者，即肌理不开，皮毛独疏之谓，非于中风之外，别有所谓邪风也。又按：脾为统血之脏，外主肌肉，肌理为孙络丛集之处，而为里阴从出之道路，故谓之营，西医所谓微丝血管也。惟其营弱，故里汗闭而不出，惟其卫强，故表汗独泄也。

伤寒五六日，中风，往来寒热，胸胁苦满，默默不欲饮食，心烦喜呕，或胸中烦而不呕，或渴，或腹中痛，或胁下痞硬，或心下悸，小便不利，或不渴，身有微热，或咳者，小柴胡汤主之。

小柴胡汤方

柴胡半斤，黄芩、人参、甘草（炙）、生姜各三两，半夏半斤，大枣十二枚。

上七味，以水一斗二升，煮取六升，去滓，再煎取三升，温服一升，日三服。若胸中烦而不呕者，去半夏、人参，加瓜蒌实一枚。若渴者，去半夏，加人参合前成四两半，加瓜蒌根四两。若腹中痛者，去黄芩，加芍药三两。若胁下痞硬，去大枣，加牡蛎四两。若心下悸小便不利者，去黄芩，加茯苓四两。若不渴外有微热者，去人参，加桂枝三两，温覆取微汗愈。若咳者，去人参、大枣、生姜，加五味子半升，干姜二两。

从来治伤寒者，凡见小柴胡证，莫不以"少阳"二字了之。试问所谓少阳者，手少阳乎？抑足少阳乎？窃恐仲师而后无有能言之者，此正中医不治之痼疾，贻笑于外人者也，吾谓此当属手少阳三焦，手少阳三焦，唐容川概谓之网油，非也。《内经》云："上焦如雾，中焦如沤，下焦如渎。"如雾者，淋巴管中水液排泄而出，已化为气，未受鼻窍冷空气者也。如沤者，淋巴管中始行排泄之水液，含有动气者也。如渎云者，即肾与膀胱之淋巴系统，西医直谓之输尿管，水由肾脏直接膀胱而外泄，故《内经》谓之"决渎之官"。盖太阳之脉，夹脊抵腰中，而三焦直为太阳寒水之经隧，如渎之下焦，即从腰中下泄太阳之腑。此可见太阳之病，关于少阳者，三焦为之主也。本节所例证象，全系夹湿，太阳汗液不能透发，留着皮里膜外，湿甚则生表寒，血热内亢是生表热，故其病为往来寒热。"胸胁苦满，默默不欲饮食，心烦喜呕"者，气为湿阻。柴胡以散表寒，黄芩以清里热，湿甚生痰则胸胁满，故用生姜、生半夏以除之。中气虚则不欲饮食，故用人参、炙甘草、大枣以和之，此小柴胡汤之大旨也。"胸中烦而不呕"，是湿已化热，故去半夏、人参，加瓜蒌实以消胃中宿食，而湿热清矣。若渴者，津液少也，故去半夏，加人参、瓜蒌根以润之。腹中痛则寒湿流入太阴而营分郁，故去苦寒之黄芩，加疏达血分之芍药以和之。胁下痞硬，下焦不通而水逆行也，故去滋腻之大枣，用牡蛎以降之。心下悸、小便不利，是为水气凌心，故去黄芩，加茯苓以泄之。不渴外有微热者，内有湿而表阳不达也，故去人参，加桂枝以汗之。咳者，湿胜将成留饮也，故去人参、大枣之培补，加五味、干姜以蠲饮。

血弱气尽，腠理开，邪气因入，与正气相搏，结于胁下，正邪分争，往来寒热，休作有时，默默不欲饮食，脏腑相连，其痛必下，邪高痛下，故使呕也，小柴胡汤主之。服柴胡汤也，渴者，属阳明也，以法治之。

太阳部分，为肌表两层，表气统于手太阳能肺，卫气所从出也，肌腠统于足太阳脾，营气所从出也。营卫两伤，不独表气不固，肌理亦不密，病邪直搏太阳，陷于胁下。胁下者，寒水之脏所居也。正气从里出表，与外邪相抗，邪气胜则生表寒，正气胜则生表热。休作有时之由，古未有能言其意者。盖病虽起于营卫两虚，惟两虚之中，必有一胜。设卫气差胜，则卫气出于邪争，而作于昼，以卫气昼行于阳也。设营气差胜，而卫阳虚，则营气出与邪争而作于夜，以营气夜行于阳也。正气历若干时而胜，即历若干时而休，此休作有时之确证也。尝见病疟之人，休作日早则易愈，日晏则难愈。盖以发于清晨，卫阳强盛，发于日晡，卫阳日消故也。所以默默不欲饮食者，消水之力，气为主，气尽则肺不能肃降，而水之上源渟，渟则不渴。消谷之力，脾为主，血弱则脾不能健运，而消谷之力微，微则不饥。水与宿食俱停，故不欲饮食。至于"脏腑相连"数语，犹为解人难索。吾直以为脏即肾脏，寒水之脏也；腑即膀胱，寒水之腑也。脏腑相连，为下焦决渎之道路，即西医所谓输尿管，《内经》所谓"水道出焉"者是也。盖肾与膀胱，以二输尿管相连属，故仲师谓之"脏腑相连，邪正相搏，结于胁下"，适当太阳寒水脏腑相连之处。下焦决渎，阻而不行，于是胁下之痛，下连少腹。太阳标阳吸于上，下焦水道阻于下，遂至倒行逆施而成呕。且痛之为义，本为邪正相持，水拥肾与膀胱而痛连一脏一腑，究其实则为下焦不通，《内经》所谓"不通则痛"也。至若方之所以用柴胡者，柴胡发表寒也，黄芩清上热也，此为寒热往来设也；人参所以滋肺阴，以其主气也；大枣、甘草所以助脾阳，以其统血也，此为血弱气尽设也；生姜以安胃则不呕，生半夏以去水，则一脏一腑之痛消，而以外无余事矣。惟服小柴胡汤而渴，则证属阳明白虎承气，随证酌用可也。

得病六七日，脉迟浮弱，恶风寒，手足温，医二三下之，不能食而胁下满痛，小柴胡汤主之。面目及身黄，颈项强，小便难者，与柴胡汤后必下重。本渴饮水而呕者，柴胡汤不中与也。食谷者，哕。（此条订正）

得病六七日，当是论列小柴胡汤证，兼及不宜小柴胡汤证。所恨诸家望文生训，不能补其脱漏，令仲师立言本旨，前后自相刺谬也。夫曰"得病六七日，脉迟浮弱"，与上"血弱气尽"何异？恶风寒手足温，此证属肌理凝闭，与中风同。本书所谓"伤寒脉浮而缓，手足自温者，系在太阴"，正以足太阴脾主一身肌肉故也。此本桂枝二麻黄一汤证，医家不知病在太阳，而反二三下之，以致中气虚而不能食；太阳寒水，陷于胁下，而成满痛，此与上"默默不欲饮食，邪正相搏，结于胁下"又何异？况太阳病十日以去，胸满胁痛者，与小柴胡汤成例具在，焉可诬也？若以小柴胡汤为禁忌，则后此"阳明篇"，胸胁满而不去，小柴胡汤主之；胁下满不大便而呕，舌上白苔者，可与小柴胡汤；"少阳篇"胁下硬满不能食，脉沉紧者，与小柴胡汤，俱不可通矣。吾直谓"满痛"下遗脱"小柴胡汤主之"六字，"面目及身黄"以下乃为忌柴胡证。夫面目及身黄，即"阳明篇"身目俱黄，寒湿在里不解之证，轻则宜麻黄加术，重则桂枝附子、白术附子二汤，可知也。颈项强小便难，此太阳经输未解而里阴先竭，上文所谓亡津液之证，阴阳和必自愈者也。若寒湿在里之证，更投黄芩以撤热，则腹痛下利，可以立见。津液亡而更以柴胡却其表汗，则虚阳吸于外，肠胃涸于内，必至欲大便而不得。虽下节颈项强手足温而渴者，未尝不用柴胡，但彼系未经二三度误下之证，不似此证之亡津液也，此所谓"与小柴胡汤后必下重"者也。若夫本渴饮水而呕，是名水逆，为五苓散证，或中有留饮故也。于此而不以五苓散利其小便导上逆之冲气，使之下行，反与小柴胡汤迫其战汗，致令阳气外浮，胃中虚冷而食入呕逆矣，故曰"食谷者，哕"。无如庸工密传衣钵，动以柴胡汤为和解之剂，而不知为发汗之剂，何怪液虚者重虚之，卒令津枯胃败，致人于死而不自知也。

伤寒四五日，身热恶风，颈项强，胁下满，手足温而渴者，小柴胡汤主之。

上节言太阳病之误下伤津液者，不可用柴胡汤，此节言津液未经消耗者，仍宜柴胡汤以解外也。伤寒四五日，则犹未及一候。身热恶风，则营血之热，与表寒战胜，皮毛外泄而恶风也。颈项强与前证同，而不见小便之难，则津液之充满可知。水气停蓄于胁下，不能作汗外出，故胁下满。脾主肌肉亦主四肢，血分中热度渐高，水液流于胁下者，不能还入胃中，故手足温而渴。此证身热恶风，颈项强，皆外未解之明验。胁下满，手足温，则为柴胡汤的证。盖太阳寒水，源出于入胃之水饮，胃中热如炽炭，不能容涓滴之水，一时从淋巴微管发出，外泄毛孔则为汗，是为中焦；其气上蒸肺脏，鼻中吸入空气化为水液，是为上焦；水流胁下，从淋巴系统（输尿管）直达膀胱，是为下焦。三焦水道古称手少阳，盖此水自腰以上，从无统系之淋巴微管散出肌理皮毛，是为太阳之表；自腰以下从淋巴系统输出膀胱，是为太阳之里。若外不得汗，里不成溺，而壅阻胁下，则为太阳之半表半里。半表半里者，不能外内之说也。不能外内，则水道梗塞而为病，此证服柴胡汤后，必背毛洒淅，头摇小便出，胁下之水气既去，然后阳气无阻遏，乃能出肌腠皮毛而为汗，而表里之证悉除矣。惟方中柴胡为主药，分两不可过轻，半夏亦但宜生用，制则

不能去水，但洗去其泥可也。（腰以上肿，当发汗、腰以下肿，当利小便，其理正在于此）

伤寒，阳脉涩，阴脉弦，法当腹中急痛，先与小建中汤，不瘥者，与小柴胡汤。

小建中汤方

芍药六两，桂枝三两，甘草二两，生姜三两，胶饴一升，大枣十二枚。

以水六升，先煮五味，取三升，去滓，内饴，更上微火消解，温服一升，日三服。

阳脉涩，为气不足，阴脉弦，为水有余。气不足而水有余，则气与血俱衰弱。胆汁由十二指肠下注回肠者，并为寒水所遏，不得畅行。阳微而气郁，腹中所以急痛也。桂枝汤本辛甘发散，助脾阳而泄肌理之汗，加饴糖以补中气之虚，但令脾阳内动，而气之郁结于足太阴部分者，得以稍缓，所谓急则治标也。此先予小建中汤之义也。小柴胡汤方腹中痛者，去黄芩，加芍药三两。腹中急痛，服小建中汤不瘥，则此证不惟扶脾阳而建中，抑当疏营瘀而解外。脾本统血之脏，而外主肌肉，肌肉为微丝血管密布之区，阳气外痹，则营血内阻。小柴胡方用柴胡以资汗液之外泄，用芍药以通血分之瘀寒，使血络无所阻碍，汗仍得畅行无阻，寒湿之内沍者解矣。寒湿解而胆汁之注于肠中者，不复郁结为患矣，此不瘥与小柴胡汤之义也。

伤寒中风，有柴胡证，但见一证便是，不必悉具。

伤寒为病，由表寒不能作汗，水气流入手少阳三焦，而其病为胁下满痛；中风为病，由肌理凝闭不能作汗，脾湿并胆汁为陷而为腹中急痛，此其大较也。伤寒、中风之柴胡证，病状各人不同，师是有但见一证即是之训。

凡柴胡汤病证而下之，若柴胡证不罢者，复与小柴胡①汤，必蒸蒸而振，却复发热，汗出而解。

凡柴胡病证，不惟以口苦咽干目眩言之也，少阳无正病，故方治绝少。所谓柴胡汤方证，皆以太阳病邪内陷言之，是无论太阳伤寒由水分内陷者，当从汗解，即太阳中风从血分内陷者，亦当从汗解。柴胡出土者为柴，在土中如蒜状为胡，其性升发，能引内陷之邪而出表，故柴胡证虽经误下而本证不罢者，复与小柴胡汤，必先寒后热，汗出而解。所以然者，太阳之气，营卫俱弱，不能作汗，必藉柴胡升发之力，然后得从外解。后文云："潮热者实也，先宜小柴胡汤以解外。"夫所谓解外者，与上欲解外者宜桂枝汤，本同一例。桂枝汤解外曰发汗，柴胡汤之解外，独非发汗乎？不发汗，则营卫二气之内陷者，何自而出乎？况本篇又云："呕而发热，柴胡汤证悉具，而以他药下之（非大柴胡汤），柴胡证仍在者，复与柴胡汤，必蒸蒸而振，复发热，汗出而解。"合之本条，不皆明言发汗乎？吾故曰柴胡汤为汗剂也。

伤寒二三日，心中悸而烦者，小建中汤主之。

伤寒二三日，为二三候之期限（二候为十四日、三候为二十一日）。过七日则当传阳明，过十四日则当传少阳。此时脾阳不振，血分中热度渐低，太阳水气与标热并陷中脘，水气在心下则悸。水气微，故颠不眩。热在心下则烦，热不甚，故不见燥渴。

① 胡：原脱，据上下文义增。

此证但用桂枝汤不能发肌理之汗，必加饴糖以补脾脏之虚，然后太阳标本内陷者，乃能从肌理外达而为汗，此用小建中汤之旨也。陈修元误以为补中之剂，而以悸为虚悸，烦为虚烦，殊失本旨。不然桂枝汤本发汗之剂，岂宜①加饴糖？全失其发汗之作用乎！

太阳病，过经十余日，反二三下之。后四五日，柴胡证仍在者，先与小柴胡汤。呕不止，心下急，郁郁微烦者，为未解也，与大柴胡汤下之则愈。

大柴胡汤方

柴胡、半夏各半斤，黄芩、芍药各三两，生姜五两，枳实四两（炙），大枣十二枚，大黄二两。

上八味，以水一斗二升，煮取六升，去滓，再煎，温服一升，日三服。

太阳病，过经十余日而不解，此证仍宜汗解可知也。反二三下之，水气当内陷手少阳三焦，而病胁下痛满，或上燥而口苦咽干，此即为柴胡证。后四五日，柴胡证仍在，虽大便不行，仍当先与小柴胡汤以解外。若胃底胆汁上逆而呕，小半夏汤所不能止，于是胃中燥气迫于心下，而心下急，郁郁微烦，则宜于小柴胡汤中加枳实、大黄以和其里，里和而表气自解矣。

伤寒十三日不解，胸胁满而呕，日晡所发潮热，已而微利，此本柴胡证，下之而不得利，今反利者，知医以丸药下之，非其治也。潮热者实也，先宜小柴胡汤以解外，后以柴胡加芒硝汤主之。

柴胡加芒硝汤方

---

① 宜：原作"一"，据文义改。

柴胡二两，黄芩、甘草、人参、生姜各一两，半夏二十铢，大枣四枚，芒硝二两。

上八味，以水四升，煮取二升，去滓，内芒硝，更煮微沸，分温再服。不解，更作。

伤寒，十三日不解，过经谵语者，以有热也，当以汤下之。若小便利者，大便当硬，而反下利，脉调和者，知医以丸药下之，非其治也。若自下利者，脉当微厥，今反和者，此为内实也，调胃承气汤主之。

伤寒七日为一候，在《内经》即一候为一日，本论中间亦有沿袭之者，如一日、二日、三日之日，皆以一候言之；六日愈、七日愈之日，即以一日言之，是不可以不辨也。本论发端云：伤寒二三日，阳明少阳证不见者，为不传也。此二节，盖为传阳明少阳言之。十三日不解，已将抵二候之末，上节言少阳阳明之传，次节言正阳阳明之传。盖虽在一候之中，传变固不同矣。少阳阳明之传，上湿而下燥，上湿则胸胁满而呕，下燥则里热挟湿上熏，而日晡所发潮热，此本大柴胡汤证，见证治证，原不当更见微利。所以致此者，俗工以大柴胡为猛峻，巧借轻可去实之名，下以丸药，既不能决荡下燥，又不能肃济上湿，卒至初服不应，渐积而成微利。究之潮热为阳明实证，法当排决，徒以上湿未祛，先宜小柴胡解其外，而以柴胡加芒硝终之。此邪传少阳阳明治法，宜于先表后里者也。正阳阳明之传，湿去而燥独留，燥热在肠胃，上熏于脑则神昏而谵语。小便利者，大便必结，而证情反见下利。自下利者，脉必微细，手必见厥，而反见脉条畅、手足温和者，此非自利。亦俗工畏承气猛峻以丸药下之失，为其内实未除也。内实必待调胃承气而始尽，益可信轻可去实之谬矣！此邪传正阳阳明治法，急当攻里者也。独怪近世医家，一见谵语，便称邪犯心包，犀角、羚羊角、紫雪丹任意杂投，脱有不讳，内实至死不去，即或幸免，正气亦日见消亡。求如丸药下之古代庸医，并如凤毛麟角之不数数观也。亦可哀已。

太阳病不解，热结膀胱，其人如狂，血自结，下之愈。其外不解者，尚未可攻，当先解外，外解已，但少腹急结者，乃可攻之。宜桃核承气汤。（此条订正）

桃核承气汤方

桃核五十个（取仁），大黄四两，甘草二两，桂枝二两，芒硝二两。

上五味，以水七升，煮取二升半，去滓，内芒硝，更上火微沸，温服五合，日三服，当微利。

太阳病不解，标热陷手少阳三焦，经少阴寒水之脏，下结太阳寒水之腑，直逼胞中血海，而血为之凝，非下其血，其病不愈。考其文义，当云"血自结，下之愈"。若血既以自下而愈矣，不特下文"尚未可攻""乃可攻之"，俱不可通，即本方亦实为赘设矣。此非仲师原文，必传写之讹谬也。至如"狂"之状，非亲见者不能道，非惟发即不识人也，即荏弱少女，亦能击伤壮夫。张隐庵以为病属气分，非若抵当汤之发狂，徒臆说耳，岂气分亦可攻耶？若进而求如狂所自来，更无有能言之者。盖热郁在阴者，气发于阳。尝见狐惑阴蚀之人，头必剧痛，为毒热之上冲于脑也。热结膀胱之人，虽不若是之甚，而蒸气上蒙于脑，即神智不清，此即如狂所由来。热伤血分，则同气之肝脏，失其柔和之性，而转为刚暴，于是有善怒伤人之事，所谓"铜山西崩，洛钟东应"也。血之结否不可见，而特以如狂为之候。如狂之愈期，何所定？而以医者用下瘀方治为之候，故曰其人如狂，血自结，下之愈也，惟外邪未尽，先攻其里，最为太阳证所忌，故曰尚未可攻。而解外方治，仲师未有明言。惟此让由手少阳三焦水道下注太阳之腑，则解外方治，其为小柴胡汤，万无可疑，惟少腹急结无他证者，乃可用桃核承气汤，以攻其瘀，此亦先表后里之义也。

伤寒八九日，下之，胸满，烦惊，小便不利，谵语，一身尽重，不可转侧者，柴胡加龙骨牡蛎汤主之。

柴胡加龙骨牡丹蛎汤方

柴胡四两，龙骨、黄芩、生姜、人参、茯苓、铅丹、牡蛎、桂枝各两半，半夏二合，大枣六枚，大黄二两。

上十二味，以水八升，煮取四升，内大黄，更煮一二沸，去滓，温服一升。

伤寒八九日，正二候，阳明受之之期，本自可下，惟下之太早，虽不必遽成结胸，而浮阳冲激而上，水湿凝洇而下，下既无气，浮阳上搏于脑，则谵语而烦惊。水湿内困于脾，则胸满而身重。所以小便不利者，下既无气以泄之，上冒之浮阳，又从而吸之也。以太阳寒水下并太阴而为湿也，因有胸满身重，小便不利之变，故用柴胡汤以发之。以阳明浮热，上蒙脑气，而为谵语，上犯心脏，而致烦惊，于是用龙、牡、铅丹以镇之。以胃热之由于内实也，更加大黄以利之。此小柴胡汤加龙骨牡蛎之大旨也。

张隐庵妄谓龙骨、牡蛎启水中之生阳，其于火逆惊狂起卧不安之证，用桂枝去芍加蜀漆龙牡救逆者，及烧针烦躁用桂甘龙牡者，又将何说以处之？要而言之，邪热决荡神魂也，若烟端火焰上出泥丸，即飘忽无根，于是忽梦山林，忽梦城市，忽梦大海浮舟，而谵语百出矣。湿邪之凝闭体魄也。若垂死之人，肌肉无气，不能反侧，于是身不得起坐，手足不得用力，而一身尽重矣。是故非降上冒之阳而下泄之，则神魂无归，非发下陷之实而外泄之，则体魄将败，是亦阴阳离决之危候也。彼泥柴胡为少阳主方者，又呜呼识之！

伤寒，少腹满痛，谵语，寸口脉沉而紧，此肝乘脾也，名曰纵，刺期门。（此条订正）

伤寒发热自汗出，大渴欲饮水，其腹必满，此肝乘肺也，名曰横，刺期门。小便利，其病欲解。（此条订正）

刺期门二节，有数疑窦，不特无刺期门之确证，即本文多不可通。腹满谵语似阳明实证，脉应滑大而数，不应见浮紧之太阳脉，一可疑也。即张隐庵引"辨脉篇"曰："脉浮而紧，名曰弦。"不知紧与弦本自无别，若即以此为肝脉，其何以处麻黄证之浮紧者？是使后学无信从之路也，二可疑也。《金匮》"妇人杂病"，原自有热入血室而谵语者，然必昼明了而夜谵语，即不定为夜分谵语，亦必兼见胸胁满如结胸状；又有下血谵语者，又必以但头汗出为验，今皆无此兼证，三可疑也。发热恶寒，病情正属太阳，不应即见渴欲饮水之阳明证，四可疑也。腹满为病，固属足太阴脾，然腹满而见谵语，何以谓之肝乘脾，五可疑也。且渴饮，胃热也；腹满脾湿也，何证属肝？何证属肺？而必谓之肝乘肺，六可疑也。不知书传数千年，累经传写，遗脱伪误，在所不免。仍其讹脱之原文，奉为金科玉律，此亦信古之过也。吾谓上节为太阳寒水，不行于表，分循三焦下陷胞中，水与血并结膀胱之证，属血分。次节为胃中胆汁郁热上搏，吸引水道，不得下行之证，属气分。故首节当云"腹满痛，谵语，寸口脉沉而紧"，惟少腹满痛而见谵语者，乃可剧为膀胱蓄血；脉沉紧者，责诸有水，太阳之水，合其标热下陷寒水之一脏一腑，乃有蓄血之证，蓄血则痛，即前文所谓"脏腑相连，其痛必下"者，是如是方与《金匮》刺期门条例相合。盖水胜则肝郁，郁则伤及血分，气闭而为痛，小柴胡、小建中汤诸方，并同此例。然则刺期门者，正所以宣肝郁而散其血热也。次节当云"发热汗出，渴欲饮水，其腹必满"。盖胃中胆汁太多，化为阳明浮火。发热自汗者，浮火之上炎也。浮火在上，则吸引水气而不得下泄，故其腹必满。盖胆火上炎，外达肺主之皮毛为发热，为自汗，故谓之肝乘肺。阳热在上，吸水不行，则腹为之满，非刺期门而疏肝郁，则胆火不泄。胆火不泄，则浮阳上吸而小便不利。小便不利，即腹满不去，病将何自而解乎？水气直下为纵，纵者直也；水气倒行为横，横者逆也。后文太阳少阳并病，刺期门者，义与此同。若夫"啬啬恶寒"四字，决为衍文，削之可也。

太阳病，二日烦躁，反熨其背而大汗出，火热入胃，胃中水竭，躁烦必发谵语，十余日，振栗，自下利者，此为欲解也。故其汗从腰以下不得汗，欲小便不得，反呕，欲失溲，足下恶风，大便硬，小便当数而反不数及多，大便已，头卓然而痛，其人足心必热，谷气下流故也。

太阳病二日，即起病之二候，上所谓"十三日不解"之证也。二候本当传阳明，得阳热之气，是生烦躁（今人动谓阳烦阴燥，误人不浅）。此时不以白虎清其阳热，而反熨太阳之经，劫其胃中之液，火邪与阳热并居胃中，于是烦躁益剧，燥矢之气上蒙于脑，遂发谵语。后十余日，病垂四候，阴液渐复，阴加于阳，是生振栗。譬之暑令浴温水之中，暴入必振栗。所以然者，外泄之汗液，其气本寒，骤与温水相接，不能遽为融洽故也。阴液来复胃中，燥气欲去，自下利，此即发汗亡津液而小便不利，勿治之，得小便利必自愈之例也。此证津液内耗，承气既不能用，实热异于浮阳，龙、牡又不能施，要惟静以俟之，方为万全之策。阳热吸于上，故腰以下不得汗，欲小便不得而反呕；阴隔于下，故欲失溲而足下恶风。斯二者，病皆出于阳明之燥实。大便硬者，小便必数且多，为肠胃津液迫于燥气而旁出也。今既因津液耗损而成燥实，岂更有余液化为小便！但病经十余日，津液始还入胃中，而自行下利，则胃中无根之毒热，必至上冲于脑，故其头卓然而痛。卓然者，直冲而上也。足下本自恶风，其人足心热者，足心为涌泉穴，属少阴，以骤得大便，胃气下行，足心转热，所谓少阴负跗阳为顺也。此证促师不出方治，可见不治之治，实精于治。若在今人，麦冬、石斛、天花粉、玉竹之类杂凑成方，正恐欲滋阴而阴未能滋，反为胃中燥气蒸化变为痰湿，是又不可以不慎也。

太阳病中风，以火劫发汗，邪风被火热，血气流溢，失其常度，两阳相熏灼，其身发黄。阳盛则欲衄，阴虚则小便难，阴阳俱虚竭，身体则枯燥，但头汗出，齐颈而还，腹满微喘，口干咽烂，或不大便，久则谵语，甚者至哕，手足躁扰，捻衣摸床。小便利者，其人可治。

太阳中风，本桂枝汤证，漫用火劫发其汗，治法已误，况风本阳邪，与火并居，迫肺脏卫气之出于皮毛者，脾脏营血之出于肌腠者，一时合并外溢，于是血气流溢而作汗液者，失其常度矣。魄汗逼迫垂竭，血中之精液随之，故其身发黄。今试以针刺手，必有一点血出，血过即出黄水，是即血中之液发黄色之验。伤寒之发黄，大抵热伤血分使然，火劫发汗其较着也。阳逆于上，则鼻中出血，阴竭于下，则小便不行。营卫二气竭于皮毛肌腠间，则枯燥而不见汗色。但头汗出，齐颈而还者，厥阳独行于上，而阴亏不能作汗也。腹满微喘者，脾阳顿滞于下，肺气不宣于上也。口干咽烂者，胃中燥热也。不大便而谵语者，燥矢积于肠胃，而毒热上蒙清窍也。哕本多寒，此独为热，阳热内炽，清气从肺窍入者，格而不能受也。手足秉气于胃，胃热故躁扰，神魂被毒热上熏，摇摇欲出泥丸，故神谵荡而不收，捻衣摸床，一似有所寻觅者。此证自腹满以下，全系承气汤证。特因津液内耗，不下必死，下之亦死，为其津液内耗，不胜攻伐也。惟小便利者，津液尚有来复之机，终不难一下而即愈，故曰其人可治。张隐庵引上阴阳自和者必自愈，得小便利者自愈为证，犹为未达一间。本论云："哕而腹满，知其前后，何部不利，利之而愈。"

可以悟此证之治法矣。

伤寒脉浮，医以火迫劫之，亡阳，必惊狂，起卧不安者，桂枝去芍药加蜀漆牡蛎龙骨救逆汤主之。

桂枝去芍药加蜀漆牡蛎龙骨救逆汤方

桂枝三两，甘草二两，大枣十二枚，生姜三两，牡蛎五两（熬），龙骨四两，蜀漆三两（洗去腥）。

上七味，以水一斗二升，先煮蜀漆，减二升，内诸药，取三升，去滓，温服一升。

伤寒脉浮，此本麻黄汤证，医者急于奏功，以其恶寒也，漫令炽炭以熏之，因致汗泄而亡阳。阳浮于上，故神魂飘荡。心气虚则惊，热痰上窜则狂。惊则不宁，狂则不静，故起卧为之不安。方用龙、牡收散亡之阳，蜀漆（即常山苗，无蜀漆即代以常山）以去上窜之痰，而惊狂乃定。于桂枝汤原方去芍药者，方欲收之不欲其泄之也。又按：亡阳有二，汗出阳虚者，宜附子以收之；汗出阳浮者，宜龙骨、牡蛎以收之。病情不同，故治亦因之而异也。

形作伤寒，其脉不弦紧而弱。弱者必渴，被火者，必谵语。弱者发热，脉浮，解之，当汗出而愈。

伤寒之为病，寒邪暴迫于皮毛，营卫之气未动，邪正相持于表分，其势紧张，故脉必弦紧。若脉不弦紧而弱，虽形寒发热，究属卫阳之虚，所谓"阳虚生表寒"也。且脉为血脉，脉不紧而弱，则营阴亦虚，虚者而更以火劫之，必胃中液涸而见谵语。谵语者，胃热上蒙空窍也。但阳虚而外寒，必阳不足以卫外，而表邪因之，乃见恶寒发热。但今弱而见浮，虽阴阳俱虚，犹当发汗而解。解外而兼顾里阴，则瓜蒌桂枝为宜；解外而兼清里热，则麻杏石甘为宜，不但如黄坤载所谓桂枝二越婢一汤也。张隐庵乃云当自汗出而愈，"按之""解之"二字，殊为差误。

太阳病，以火熏之，不得汗，其人必躁，到经不解，必圊血，名为火邪。

脉浮热甚，反灸之，此为实，实以虚治，因火而动，必咽燥唾血。

《内经》有言，阳络伤则唾血，阴络伤则便血数升。太阳之病，本当从外解，漫以火熏，使毛孔干燥，汗不得泄，阳气内张，皮外固拒，则其人必躁，以至欲坐不得，欲卧不安，七日不解，阳热内陷，伤其阴络，遂致圊血。脉浮固属太阳，热甚则将传阳明，本属实热；反误认为假热实寒而灸之，于是阳热上炽，伤其阳络，遂致咽燥唾血。咽为胃管，以咽燥，故知其将传阳明也。

微数之脉，慎不可灸，因火为邪，则为烦逆，追虚逐实，血散脉中，火气虽微，内攻有力，焦骨伤筋，血复难也。

灸有隔姜而灸、隔蒜而灸之别，要必其人寒湿内阻，阳气不达，关节酸痛者，乃为无弊。若其人见微数之脉，则虚阳外浮，真阴不守，阴虚不胜熏灼，则心烦而气逆。追本虚之阴气，逐原实之阳热，于是腠理之血受灼，流溢经脉之中，星星爝火^①，化为燎原，于是血不养筋，筋不束骨，而痿躄成矣。《内经》云："血脉者，所以利关节，濡筋骨。"今血为火灼而内窜经脉，由经脉而关节，由关节而筋骨，煎熬内攻，口就枯槁。欲关节之复利，手足

---

① 爝火：小火把。

屈伸如志，可复得乎？吾故曰成痿躄也。此仲师言外之微旨也。

脉浮，宜以汗解，用火灸之，邪无从出，因火而盛，病从腰以下，必重而痹，名火逆也。欲自解者，必当先烦，乃有汗而解。何以知之？脉浮故知汗出解也。

太阳寒水，标热而本寒，若沸汤然，汗之，则热与水俱去而病当立解，此麻黄、桂枝二方，所以夺造化之权也。凡病用药内攻，则邪从外散；用火外灸，则邪反内陷。所以然者，毛孔受火，则汗液凝闭而不得泄，标热反因火而炽，由是阳热在上，寒湿在下，腰以下身重而痹。痹者，闭也，不惟无汗而又益之枯燥也。所以然者，阳气不得下达故也。火邪并阳热并居于上，故名火逆。然脉仍见浮，则仍当自汗而解，惟太阳水气之寒，因误下内陷者，必先振栗，然后汗出而解。太阳标气之热，因火攻而下陷者，必先烦，然后汗出而解。阴加于阳，故振栗；阳加于阴，故先烦。为其误治之原委，固自不同也。

烧针令其汗，针处被寒，核起而不赤者，必发奔豚，气从少腹上冲心者，灸其核上各一壮，与桂枝加桂汤，更加桂二两。

桂枝加桂汤方

桂枝三两，芍药三两，生姜三两，甘草二两，大枣十二枚，牡桂二两（合桂枝共五两）。

上六味，以水七升，煮取三升，去滓，温服一升。（本云桂枝汤，今加桂满五两。所以加桂者，以能泄奔豚气也）

烧针令发汗，此本桂枝汤证，先服桂枝汤不解，针风池、风府，却与桂枝汤，即愈之证也。先启其风邪从入之门户，然后用桂枝汤宣营分之郁，使血热达于高表，迸风邪而外出。阳气外盛，针处又何从而被寒乎？乃治法不密，未能发肌腠之阳热，合卫气而固表，艾火既熄，寒气乘虚闭其针孔。夫风池本少阳之穴，风池为寒邪遏抑，则少阳之气不受，热势必抗而上行。风府本督脉之穴，属肾之奇经，风府被寒邪闭，吸则少阴之气不平，亦且郁而欲动。以少阳之升发，挟少阴之冲气，此所以一见针处核起而赤，即气从少腹上冲，欲作奔豚也。譬之阴霾昼晦，盛暑郁蒸，地中水气被吸，随阳上升，一时风雨雷电突然交至，今少阳之火，挟肾气上僭，与天时阳热吸水气上行，适相等也。迅雷疾风息乎雨，奔豚之为病自息乎汗，又相类也。故仲师治法，先灸核上各一壮，与桂枝加桂汤，是即"先刺风池、风府，却与桂枝汤"之成例。盖必疏泄高表之气，然后可以一汗奏功。加牡桂者，所以复肾脏之元阳，倘亦引火归原之义乎？黄坤载自负今古无双，于灸核上之义，徒以"散寒"二字了之，又去原方之牡桂，吾笑其目光如豆耳。

火逆下之，因烧针烦躁者，桂枝甘草龙骨牡蛎汤主之。

桂枝甘草龙骨牡蛎汤方

桂枝一两，甘草二两，龙骨二两，牡蛎二两（熬）。

上四味，以水五升，煮取二升半，去滓，温服八合，日三服。

火逆为阳盛劫阴，阴液本亏而又下之，则重伤其阴矣。乃不清其阳热，益之以烧针，于是太阳阳热，郁而加炽，是生烦躁。仲师用桂枝汤中之桂枝、甘草，以疏太阳之郁，因营虚而去苦泄之芍药，以阳盛而去辛甘之姜、枣，加龙骨、牡蛎以镇浮阳，而烦躁息矣。此本节用桂甘龙牡之义也。然则太阳中风，不汗出而烦躁者，何以用大青龙汤？曰：此阴液未伤，阳气欲达不达，故一汗而病已解。下后发汗，昼烦躁而夜安静，何以用干姜附子汤？发汗若下，病仍不解，烦躁者，何以用茯苓四逆汤？盖一为肾阳无根，随天阳而外浮，故用干姜、生附以续之，无他，阳微故也；一为阳气伤于汗下，不能外达，故用茯苓四逆以助之，亦阳微故也。故但以汗下不解之因于湿阻而加茯苓，以汗下不解之由于伤阴而加人参，要无取镇逆之龙、牡。烦躁同，而所以为烦躁者异也。若后节所谓太阳伤寒，加温针必惊者，证情与火劫亡阳同为龙、牡的证，方治见上，故本条不赘。

太阳伤寒者，加温针必惊也。

此证为浮阳遇火劫而暴升，与上"脉浮"节意旨略同，为桂枝去芍药加龙骨牡蛎证，前条已详，兹特举其所以必惊者之言。盖太阳伤寒病由，实为毛孔水液被外寒凝沍，在气分而不在血分，故但须麻黄汤开泄皮毛。若加温针以助血热，毛孔方为重寒所锢，阳气不得外泄为汗，血热重发于内，必至上冲于脑，而心神为之不宁，譬之开门捕盗，必至反斗伤人不止也。

太阳病，当恶寒发热，今自汗出，反不恶寒发热，关上脉细数者，以医吐之过也。一二日吐之者，腹中饥，口不能食。三四日吐之者，不喜糜粥，欲食冷食，朝食暮吐，以医吐之所致也，此为小逆。

世之治伤寒者，动称汗吐下三法，此大谬也。三阳之证，惟汗下为常法，然汗下太过，下之太早，尚不免于流弊。至于吐，则在禁例，与火劫发汗相等。即如太阳伤寒，恶寒发热其常也，此麻黄汤证也。即自汗出而见发热，亦其常也，此中风主桂枝汤证也。今自汗出，反不恶寒发热，关上脉见细数，细则为虚，数则为热，关上则为脾胃。胃中原有胆汁及肝脾之液，为之消谷。惟吐之太过，胆汁倾泄则黄而苦，肝液倾泄则清而酸，脾液倾泄则腻而甜（脾，西医谓之脺，亦称甜肉）。吐之太过，则胃中虚寒，不能消磨水谷。细数之脉，真寒而假热，脉数者，当消谷，今不能食，此与后文"发汗令阳气微，膈气虚"之脉数正复相等。仲师言"一二日吐之，腹中饥，口不能食"者，一候至二候为八九日之期，八九日则太阳气将传阳明，用药吐之则伤胃气，胃伤不受水谷，故腹中饥而口不能食。其所以不能食者，膈上之虚阳阻之也（此条宜附子理中冷服方受，或于温药中略增川连以导之）。言"三四日吐之，不喜糜粥，欲食冷食，朝食暮吐"者，三候至四候为二十二三日之期，二十二三日病气将传太阴，此时用药吐之，伤其脾精，脾液不能合胆汁、肝液还入胃中而消谷。气逆于膈上，则生虚热；阳微于中脘，则生实寒。虚热在上，不能受糜粥之热，故反喜冷食。胃中本寒，热食尚不能消，况于冷食，故朝食而暮吐（此条名反胃，宜大半夏汤。半夏宜生用，甚则吴茱萸汤）。谓之小逆者，此虽吐之内烦，不比汗下亡阳之变，一经温中，虚烦立止，故称小逆。

太阳病，吐之，但太阳当恶寒，今反不恶寒，不欲近衣，此为吐之内烦也。

太阳病当恶寒，以吐之之故，反不恶寒，此与前条同。惟不欲近衣，则与前条异。热在骨髓，乃不欲近衣，吐之内烦，何以见此证情？仲师又不出方治，此正所当研核者也。盖太阳之气标热而本寒，太阳寒水不能作汗，反随涌吐而告竭，标热乃独张于外，此证若渴饮而脉洪大，则为人参白虎汤证，为其入阳明也。若但热不渴者，则为桂枝白虎汤证，为其入阳明而未离太阳也。学者能于此而推断之，则思过半矣。

病人脉数，数为热，当消谷饮食而反吐者，此以发汗令阳气微，膈气虚，脉乃数也。数为客热，不能消谷。以胃中虚冷，故吐也。

脉数为热，庸工之所知也，数为客热，不能消谷，则非庸工之所知矣。仲师不嫌苦口以启迪后学，而举世梦梦，直至今日，此医道之所以当不明也。夫脉数果实热，则当消谷，今乃饮食入而反吐，以发汗太过，损其胃中之阳。膈上承爱胃气，气乃不虚，今胃阳微而膈气虚，由是虚阳上浮而脉反动数。究其实，则为胃中虚冷，故食入反吐。按：此即甘草干姜汤证，上节所谓"躁烦吐逆，作甘草干姜汤与之，以复其阳"者，此证是也。

太阳病，过经十余日，心下温温欲吐，而胸中痛，大便反溏，腹微满，郁郁微烦，先其时自极吐下者，与调胃承气汤。若不尔者，不可与。但欲吐，胸中痛，微溏者，此非柴胡证。以吐，故知极吐下也。（此条订正）

太阳病过经十余日，已在三候之期，病机当传阳明，"心下温温欲吐"者，温温如水将沸，水中时有一沤，续续上泛，喻不急也。胸为阳位，胸中阳气不宣，故胸痛。但上闭者下必不达，而大便反溏，腹微满而见溏，正系在太阴腐秽当去之象。"郁郁微烦"者，此即"太阳病，若吐，若下，若发汗，微烦，与小承气汤和之"之例也。然必审其先时自极吐下伤其津液者，乃可与调胃承气汤，若未经吐下，即不可与。所以然者，虑其湿热太甚，下之利遂不止也。惟"但欲呕，胸中痛，微溏"，何以决其非柴胡证？但欲呕，何以知其极吐下？意旨殊不了了。按伤寒十三日不解条下云，"胸胁满而呕，日晡所发潮热，已而微利"，此本柴胡证。今但欲呕而胸中痛，与胸胁满而呕相似，微溏则又与微利相似，况柴胡证多呕，今反因呕而决其为极吐下，意旨尤不可通。不知此"呕"字即上温温欲吐之"吐"，传写者误作"呕"字耳。但欲吐者，缘吐下伤其中气，中阳虚寒而气上泛也。惟既极吐下，胃津告竭，不无燥矢，故可与调胃承气汤。此条正以当传阳明之期，证明调胃承气证。张隐庵反谓非承气证，已属谬误。又以"自极吐下"释为"自欲极吐下"，按之文义，尤属不通。此不过考其未至十余日时，曾经吐下否耳。张隐庵惟不知"呕"字为"吐"之误，故说解支绌如此。

太阳病，六七日，表证仍在，脉微而沉，反不结胸。其人发狂者，以热在下焦，少腹当硬满，小便自利者，下血乃愈。所以然者，以太阳随经瘀热在里故也，抵当汤主之。

抵当汤方

水蛭（熬）、虻虫（去翅、足，熬）各三十个，大黄三两（酒洗），桃仁三十个。

上四味，以水五升，煮取三升，去滓，温服一升，不下再服。

太阳病六七日，已满一候，仍见恶寒发热之表证，则其病为不传。但不传者，脉必浮紧及浮缓，乃反见沉微之脉。考结胸一证，关上脉沉，以其结在心下也。今见沉微之脉，反不结胸，其人发狂者，因太阳阳热陷于下焦，致少腹硬满。夫下焦者，决渎之官，上出于肾，下属膀胱，西医谓之输尿管，亦称肾膀管。中医以为肾与膀胱相表里者以此。以少阴为寒水之脏者，未尝不以此也。血海附丽于膀胱，太阳阳热随经而结于腑，伤及胞中血海，因病蓄血，然必验其小便之利，乃可定为血证。抵当汤一下，而即愈矣。

太阳病，身黄，脉沉结，少腹硬，小便不利者，为无血也。小便自利，其人如狂者，血证谛也，抵当汤主之。

太阳病身黄，血液之色外见，已可定为血证。加以脉沉结，少腹硬，则太阳标热，已由寒水之脏，循下焦而入寒水之腑。然小便不利者，尚恐其为水结，抵当汤不中与也。要惟小便利而其人如狂者，乃可断为胞中血结，然后下以抵当汤，方为万全无弊。盖小便通则少腹不当硬，今少腹硬，故知其为热瘀血海也。

伤寒有热，少腹满，应小便不利，今反利者，为有血也，当下之，不可余药，宜抵当丸。

<u>抵当丸方</u>

虻虫（去翅足）、水蛭（熬）各二十个，桃仁二十五个，大黄三两。

上四味，捣分为四丸，以水一升，煮一丸，取七合服之。晬时当下血，若不下者更服。

伤寒不从外解，太阳标热，循三焦水道贯肾脏而下膀胱，因有蓄水之证，而少腹满，但蓄水者小便必不利，五苓散主之，猪苓汤亦主之。今小便反利，证情实为蓄血。蓄血者，于法当下，为其热结膀胱，延及胞中血海，所谓城门失火，殃及池鱼也。"不可余药"云者，谓抵当丸外，不当复进他药。丸之力缓，故晬时方下血，亦以其无发狂、如狂之恶候，故改汤为丸耳。

太阳病，小便利者，以饮水多，必心下悸。小便少者，必苦里急也。

太阳标热太甚，则饮水必多。惟太阳之热，不能消水，虽其初小便自利，而水气凌心，心下必悸，以心之悸，即可知其非蓄血。若小便不利而膀胱急结，其为蓄水益信矣。

问曰：病结胸，有脏结，其壮何如？答曰：按之痛，寸脉浮，关脉沉，名曰结胸也。

何为脏结？答曰：如结胸壮，饮食如故，时时下利，寸脉浮，关脉小细沉紧，名曰脏结。舌上白苔滑者，难治。

结胸、脏结二证，予未之见，大率近代医家，以硝黄为禁剂，既无下之太早之变。予所治太阳证，无不以发汗为先务，故亦无此变证，然其理则可知也。大抵太阳标热挟实者易治，太阳本寒挟虚者难治。结胸之证，阴盛格阳者，难治。脏结之证，独阴无阳者，不治。黄坤载云："本异日之阳明证，早下而成结胸，本异日之太阴证，误下即为脏结。"此数语最为深切着明。张隐庵乃以为"病发太阳而结于胸，病发少阴而结于脏"，无论此二证为误治之坏病，不当言发于某经，结于某处，即太阳坏病而强认为少阴。究何异于瞽者之论五色乎？盖论病不经实地试验，即言之成理，终为诞妄。太阳之将传阳明也，上湿而下燥，魄汗未尽，留于上膈，则为痰涎。燥气独发于肠胃，则为便难。燥热蒸迫上膈，乃见潮热。热邪合秽之气，上冲巅顶，则为头痛。浊气上蒙于脑，则为谵语。此不难一下即愈者也。若夫下燥而上湿，则胃中之火不盛，湿邪上泛则呕多，湿邪停于上膈，则心下硬满。设攻之太早，燥矢虽略通，而痰涎内结，必不能一下而尽。于是下后湿注大肠，则利下不止而死，湿留上膈而不去，则为结胸，此即阳明未经燥实，早下而病结胸之明证也。太阳寒水之并入太阴也，上寒而下湿，上寒则吐，下湿则腹满。中阳不运，则食不下。水与湿混而为一，则自利甚。寒并太阴部分，则腹痛。此不难一温而即愈者也。若夫太阳寒水闭于皮毛腠理者，未经化汗，太阴湿藏沾渍不解者，未经阳热蒸迫化燥，设谬以为可攻，而在表之寒在里之湿，凝固而不去，于是湿痰下注入肠，无阳气为之蒸化，则其病为痼瘕（痼瘕色白而黏腻，设见渴饮诸证，则中含阳明燥气，下之可愈）。湿痰并居中脘，无阳热与之相抗，则其病为胸下结硬，是谓脏结。脏结者，结在太阴之脏也，此即太阳之病系在太阴，误下而成脏结之明证也。凡病中有所不通则痛，痰涎凝结于胸中，故按胸而痛。寸脉浮者，表未解也。关脉沉者，以邪结胸膈而中气不通也。然则脏结可以如结胸状，明其为太阴之病，胸下结硬之证也。此证食本不下，因误下之故，而反饮食如故，本自利而自利不减者，此正与厥阴证除中相类。除中者，阴寒内踞，胃气中绝，上无所拒，而下不能留也。寸脉浮关脉细小沉紧者，则以太阳之气浮于外，胸以下因独阴无阳也。"舌上白苔滑，难治"云者，盖胃中有热并湿上蒸则苔黄腻，胃有燥热乃见焦黑，若但见白苔而兼润滑，则中阳已败。干姜、甘草不足以复之，附子理中不足以温之，而扁鹊惊走矣。

脏结无阳证，不往来寒热，其人反静，舌上胎滑者，不可攻也。

病机陷于半表半里者，邪正相争，则往来寒热。故太阳病有发热恶寒之桂枝麻黄各半汤，有形似疟日再发之桂枝二麻黄一汤，有发热恶寒之桂枝二越婢一汤，又有伤寒中风五六日往来寒热之柴胡汤。若不往来寒热，则正气不能与邪争，惟其为独阴无阳，故其人反静。舌上苔滑者，脾肾虚寒而不复温升也。譬之，土润溽暑，则地生莓苔。可见舌上有苔，实由脾阳挟水气上行郁蒸，而始见今脏结之证，中阳垂绝，宁复有生气发见于舌本，故但见寒湿之苔滑，而绝无一线生机。此证不攻必死，攻之亦死，曰不可攻者，冀其阳气渐复，或当挽救于万一也。

病发于阳，而反下之，热入，因作结胸。病发于阴，而反下之，因作痞也。所以成结胸者，以下之太早故也。结胸者，体亦强如柔痓状，下之则和，宜大陷胸丸。（此条订正）

大陷胸丸方

大黄半斤，葶苈子半升（熬），芒硝半升，杏仁半升（去皮尖，熬黑）。

上四味，捣筛二味，内杏仁、芒硝，合研如脂，和散，取如弹丸一枚。别捣甘遂一钱匕，白蜜二合，水二升，煮取一升，温顿服之。一宿乃下，如不下更服，取下为效，禁如药法。

此条病发于阳，病发于阴，自当以太阳言之，与上发于阴一例。黄坤载《悬解》，最为谛当。张隐庵以阴为少阴，其谬误要无可讳。陈修园因之，此又应声之过也。风为阳邪，则病发于阳，为中风，当以桂枝汤发腠理之汗，而反下之，热入，因作结胸。曰热入者，因中风有热故也。寒为阴邪，则病发于阴为伤寒，当以麻黄汤发皮毛之汗，而反下之，寒入，因而作痞。仲师不言寒入者，省文耳。中风有汗发热，易于传化阳明，俟其传阳明而下之，原无结胸之变。惟下之太早，汗未透达于肌表，因合标阳内壅，浸成热痰，阻遏肺气。肺气塞于上，则肠胃闭于下，其证略同悬饮之内痛。所以然者，以湿痰胶固于阳位故也。湿痰凝于膈上，燥气留于中脘，故其为病体强如柔痉。《金匮》"痉湿暍篇"所谓"身体强几几然"者即是。由体强几几而进之，即为卧不着席之大承气证。今本条却言"项强"，传写者误"体"为"项"耳，仲师言下之则和，宜大陷胸丸者，葶苈、杏仁、甘遂以去上膈之痰，硝、黄以导中脘之滞。燥气既去，经脉乃伸，其所以用丸不用汤者，此正如油垢黏滞，非一过之水所能荡涤也。

结胸证，其脉浮大者，不可下，下之则死。

结胸证悉具，烦躁者，亦死。

《易·否》之"象传"曰："内阴而外阳，内柔而外刚，内小人而外君子。小人道长，君子道消也。"明乎此，乃可与言结胸之危候。仲师之言曰："结胸证，其脉浮大者，不可下，下之则死。"又曰："结胸证悉具，烦躁者亦死。"夫群邪在位，贤人在野，则其国必亡。虚阳外脱，阴寒内踞，则其病必死者，结胸而见沉紧之脉，虽阴寒在里，遏其真阳，邪正交争。脉因沉紧，但令真阳战胜，则一下而阴寒消歇，其病决不致死。若反见浮大之脉，譬之明季阮马持权于内，史阁部并命于外，必至君子与小人同败。以沉涸之阴寒，格垂脱之真阳，苟不顾其本原而攻下之，不根之阳,方且因之而减息。此结胸见浮大之脉,所谓下之而必死者也。其所以烦躁亦死者,结胸之为病,本痰涎并居胸膈之证。其脉沉而紧,心下痛而硬,不大便,舌燥而渴,日晡潮热,心下至少腹俱硬满而痛,或体强如柔痉,或心中懊恼。脉之所以沉紧者,病气凝聚而中有所著也。心下痛而硬者,痰浊与水气并居阳位,格拒而不下也。不大便,舌燥而渴,日晡潮热,心下至少腹硬满而痛者,太阳寒水凝于上,阳明燥气动于下也。体强如痉者,阳热内陷而燥气伤筋也。心中懊恼者,心阳为湿痰所郁,而气不舒也。夫所谓结胸证悉具者,在外则状如柔痉,在里则膈内拒痛,阴寒内乘,阳热外灼,此证已属大难,若更加以烦躁,则证情益剧。盖阳气欲发,格于外寒则烦躁,孤阳无归,格于里阴,则亦烦躁。烦躁同而格于里阴者为甚,譬之汉唐明之末,群奸擅威福于朝,党锢清流东林之狱,流毒海内,士气消磨殆尽,而三社屋矣。夫群奸肆虐,稍有人心者,不能不并力而争,此亦一烦躁之象也。结胸一证,苟中脘阳气未亡,无论汤荡丸缓,皆当下之,而即愈。若浊阴内闭孤阳不归,脾肾虚则里寒益剧,里寒剧则标热益炽。譬之油灯将灭,必反大明,此结胸证悉具,所为烦躁而亦死者也。张隐庵乃谓"太阳正气内结,而不能外出",并谓"今之患结胸而死者,皆由正结",见理悠谬,明眼人常自辨之。(陈修园谓"邪实固结于内、正处反格于外",极有见地,黄坤载说尤精)

太阳病,脉浮而动数,浮则为风,动则为痛,数则为热,头痛发热,微盗汗出,而反恶寒者,表未解也。医反下之,动数变迟，膈内拒痛，胃中空虚，客气动膈，短气躁烦，心中懊侬，阳气内陷，心中因硬，则为结胸，大陷胸汤主之。若不结胸，但头汗出，余处无汗，齐颈而还，小便不利，身必发黄也（此黄宜茵陈蒿汤为是）。

大陷胸汤方

大黄六两，芒硝一升，甘遂一钱匕。

上三味，以水六升，先煮大黄，取二升，去滓，内芒硝。沸一两沸，内甘遂末，温服一升，得快利，止后服。

太阳病，无问伤寒中风，其脉必浮。浮而见数，则为中风发热。动者，不静之谓。风中肌腠，则上冒太阳之穴而头痛。数为营气之热，肌腠闭而营虚不能作汗。风热上郁，故头痛而脉数，医者苟遇此证，一见头痛发热，汗出恶寒者，不特腠理未解，既皮毛之未解，桂枝二越婢一汤，其正治也。医反下之，则表阳随之下陷而营气益虚。动数之脉，因变为迟。此证太阳魄汗未经外泄，则以误下而成上湿。太阳阳热不从汗解，则以误下而成下燥。上湿不尽，则痰涎凝结而膈内拒痛，下后胃中空虚，中无所阻，下陷之阳热上冲，客气动膈，而又上阻于痰湿，则短气而躁烦，于是心中懊侬。懊侬者，湿盛阳郁而气机不利也。阳气迫于下，湿邪停于上，壅阻膈下，心下因硬，此为结胸所由成。内陷之阳气欲出而不得，故躁烦可以不死，非似孤阳外浮、阴寒内阻之烦躁，为阴阳离决而必死也。是故大陷胸汤用大黄、芒硝，以除内陷之阳热，用甘遂以祛膈下之浊痰，而结胸自愈矣。设因误下之后，不病结胸，则寒湿内陷，而上无津液，证情与火劫发汗但头汗出齐颈而还相似。惟火劫发汗者，津液已涸，故阴虚不能作汗。此证为阴液内陷，故亦见但头汗出齐颈而还之证。阴液与湿热并居，故小便不利而身发黄，但令小便一利，则身黄自退。太阳腑气通，阴液得随阳上升，而汗液自畅，此又为五苓散证，而无取大陷汤者也。（不由误下之结胸，予屡见之）

伤寒六七日，结胸热实，脉沉而紧，心下痛，按之石硬者，大陷胸汤主之。

伤寒六七日，甫及一候，所谓"伤寒一日，太阳受之"也。本寒郁于上，标热实于下，因病结胸。关上脉沉紧者，寒与热并居于中脘也。中脘气阻，故心以下痛。水气与热结而成痰，故按之石硬。但用硝、黄以去实热，甘遂以下湿痰，而结胸自愈。此证不由误下而成，治法与之相等，学者于此可以悟参变矣。

伤寒十余日，热结在里，复往来寒热者，与大柴胡汤。但结胸，无大热者，此为水结胸胁也。但头微汗出者，大陷胸汤主之。

伤寒十余日，当两候之期，设传阳明，必发潮热，乃热结于肠胃，而又往来寒热，则阳明之证垂成，太阳之邪未解，如是即当与大柴胡汤，使之表里双解。但胸中痛而表无大热，则阳明之火不实，而太阳之水内壅，上积于胸下及两胁三焦，水道不能下达膀胱。大黄、芒硝皆在禁例，但须与悬饮内痛同治，投之以十枣汤，而胸胁之水邪已破。要惟头有微汗出者，阳气既不能外泄而成汗，寒水又不能化溺而下行，不得已而用大陷胸汤。此亦从头上之微汗，察其中有阳热，格于中脘痰湿而攻之。设头上并无微汗，则仍为十枣汤证，不当更用大陷胸汤矣。

太阳病，重发汗而复下之。不大便五六日，舌上燥而渴，日晡所小有潮热，从心下至小腹硬满而痛不可近者，大陷胸汤主之。

太阳之病，重发汗而复下之，津液屡伤，则阳明之腑气将燥，故不大便五六日。舌上燥而渴，日晡所有潮热，此皆大承气汤证。惟心下到少腹硬满而痛，手不可触者，可决为水气痰涎凝沍不解，而非承气汤所能奏效。特于大黄、芒硝，外加甘遂以攻之。如是则不特去阳明之燥，并水气痰涎一时晡削，此亦双解之法也。

小结胸病，正在心下，按之则痛，脉浮滑者，小陷胸汤主之。

小陷胸汤方

黄连一两，半夏半斤，瓜蒌实大者一枚。

上三味，以水六升，先煮瓜蒌，取三升，去滓，内诸药，煎取二升，去滓，分温三服。

病在心下，故称结胸。小结胸与大结胸同，此部位之不可攻易者也。但按之痛，则与不按亦痛之大结胸异。脉浮滑，则与大结胸之沉紧异。所结不实，故无沉紧之脉，必待按之而始痛。太阳标热并于上，故脉浮。水气湿热结于心下，故脉滑。小陷胸汤黄连苦降，以抑在上之标热，半夏生用，以泄水而涤痰，瓜蒌实，以泄中脘之浊。按此即泻心汤之变方。后文半夏泻心汤、生姜泻心汤、甘草泻心汤皆黄连、半夏同用，是其明证也。意此证里实不如大结胸，而略同虚气之结而成痞。方中用黄连以降上冒之热邪，用瓜蒌实以通胃中之积垢，与后文治痞之大黄黄连泻心汤相类。但此证为标热陷于心下，吸引痰涎水气而腑滞稍轻，故以黄连、半夏为主，而以瓜蒌实易大黄。后文所列之痞证，关上脉浮者，腑滞较甚，而又为标热吸引，故以大黄为主，而黄连副之，不更纳去水之半夏也。

太阳病，二三日，不能卧，但欲起，心下必结。脉微弱者，此本有寒分也，反下之，若利止，必作结胸，未止者，四日复下之，此作协热利也。

古者庸工之误治，必有误治之因，所患一间未达耳，非似今日之名医，不论何证，既以不能生人不能杀人之药为标准，置人于不生不死之间也。太阳病二三候，正当传阳明、少阳之期。"不能卧，但欲起，心下结"，此正与胃家实相似。盖胃不和，固寐不安也，误下之因，实出于此。由是以微弱之脉，本有寒分者，置之不辨，反与滑大之脉同治。若一下而即止，标热与本寒停蓄心下，因作结胸。若一下不止，则标热与本寒并趋大肠，因作协热利。寒即因利而滑，寒从水尽也。按后文协热利者，脉沉滑，《金匮》"下利脉滑者，当有所去"，则当及四候之期，更进大承气汤，乃一下而更无余事矣。"少阴篇"下利色纯青，与此同例，故知用大承气也。

太阳病，下之，其脉促，不结胸者，此为欲解也，脉浮者，必结胸；脉紧者，必咽痛；脉弦者，必两胁拘急；脉细数者，头痛未止；脉沉紧者，必欲呕；脉沉滑者，协热利；脉浮滑者，必下血。

太阳病之下后，其脉促，则太阳表气不因误下而陷，而反欲上冲。气上冲者，虽不结胸，其胸必满，无他，为其营气欲出，卫不与之和也，故其证当从汗解。上篇桂枝去芍药汤主之者，即系此证。若喘而汗出，则又为葛根芩连证。揆之本条欲解之义，未能强合。结胸之脉，寸口必浮，若关上见沉紧，即为大结胸证。设但见浮脉，标热在上，将成小结胸证。脉紧，固伤寒之本脉，下后脉紧咽痛者，表气因下骤虚，外寒闭其皮毛，阻遏阳气，因病咽痛。按：此为麻杏石甘汤证，盖咽为胃之门户，寒遏于肺，麻、杏以散之，热郁于胃，石、甘以清之，而非少阴咽痛用半夏散之证也。"脉弦，必两胁拘急"云者，盖弦为阴寒之脉而主痛。《金匮》"腹满疝宿食篇"云："趺阳脉微弦，法当腹满，不满者，必便难，两胠疼痛，此虚寒从下上也，当以温药服之。""寸口脉弦者，即胁下拘急而痛，其人啬啬恶寒。"盖两胁居两肾之上，为三焦水道之冲，太阳寒水从三焦下行，由肾出膀胱者，《内经》谓之下焦（即输尿管）。太阳寒水不能化汗而出皮毛，则寒湿阻于两胁，故其证恶寒。恶寒者，表寒未解而水气内积。今人一见弦脉，便言肝胆为病，曾亦知为手少阳三焦之病乎？所以谓脉细数头痛未止者，头痛为太阳本病，云未止者，表未解也。细数虽非太阳本脉，然标热上郁，终异阳明实热，故脉来细数。上篇云"脉浮数者，可发汗"，亦表未解也。本太阳病不解而转入少阳者，必干呕而脉沉紧。沉则寒水着于里，紧则标热拒于表。"少阳篇"主以小柴胡汤，柴胡以散表寒，黄芩以清里热，使内陷之邪，仍从太阳外解而为汗，则沉紧和而呕亦止矣。脉沉滑所以成协热利者，沉则在里，滑则停瘀，此即上"四日复下"之证也。脉浮滑必下血者，太阳标热系于表则浮，入于腑则滑，太阳之腑与胞中血海相附丽，故必伤及血分。苟其蓄而不下，则为抵当汤证。若血既自下，其势无可再攻，求之《金匮》，惟赤小豆当归散最为允当，此无他。以胞中之血，部位甚下，直可决其为近血故也。

病在阳，应以汗解之，反以冷水潠之，若灌之，其热被劫，不得去，弥更益烦，肉上粟起，意欲饮水，反不渴者，服文蛤散。若不瘥者，与五苓散。寒实结胸，无热证者，与三物小陷胸汤。白散亦可服。

文蛤散方

文蛤五两。

上一味为散，以沸汤和一方寸匕服。

白散方

桔梗、贝母各三分，巴豆一分（去皮、心，熬黑，研如脂）。

上三味，为散，内巴豆，更于白中杵之，以白饮和服，强人半钱，羸者减之。

予读《伤寒论》至应以汗解之，阳热反以冷水潠之，若灌之，窃怪古代之庸工，与今日之西医，何其不谋而合也。夫太阳标热其气外张，发于皮毛者无汗，发于肌腠者多汗。设用麻黄汤以解表，桂枝以解肌，皆当一汗而愈。予每见近日西医戴之以冰帽，加之以冰枕，卧之以冰床，标热被寒气所遏，不得外散，其热益炽，至是欲汗不得，汗孔闭而气欲外达，以致肉上粟起，甚至标热渐消，真阳外亢，其热有加至三五倍者。医又固守成见，自胸至腹皆压之以冰块，为日既久，真阳内消，始去其冰，彼方以为用冰之功，而其人已无救矣。方今水渍水灌之法已亡，西医继之，造成生灵厄运，此真可为痛哭流涕长太息者也。要之太阳标热异于阳明实热者，不无凭证。浮热外张，其口必燥，故意欲饮水。胃中无热，故不渴。太阳本气，不从汗解，反因凄沧之水，逼而入里，心下有水气，故津不上承，而欲饮水。文蛤当是蛤壳，性味咸寒而泄水，但令水气下泄，则津液得以上承而口不燥矣。服文蛤散而不瘥，或以文蛤泄水力薄之故，改用五苓以利小便，则水气尽而津液得以上行矣。此冷水迫太阳水气入里，脾精为水气阻隔，不达舌本，真寒假渴之方治也。若太阳本寒之气，以冷水外迫，内踞心下，而成寒实之结胸，则当用黄连以降逆，生半夏以泄水，瓜蒌实以通腑滞，非以其有宿食也。不如是，不能导水下行也。至如白散则尤为猛峻，桔梗、贝母以开肺，巴豆能破阴寒水结，导之从大肠而出。夏令多饮寒水，心下及少腹痛，诸药不效者，皆能胜之。此冷水迫阴寒入里浸成水结之方治也。

太阳与少阳并病，头项强痛，或眩冒，时如结胸。心下痞硬者，当刺大椎第一间、肺俞、肝俞，慎不可发汗，发汗则谵语。脉弦，五日谵语不止，当刺期门。

太阳与少阳并病，其原有二：一为太阳水气不能作汗外解，循三焦水道内壅，水结寒水之脏，则胁下痛，水结寒水之腑，则少腹满而小便不行，此并手少阳三焦为病者也；一为太阳水气垂尽，胃中消食之胆汁生燥，此证津液先亏，设治之不慎，使胆火炽于胃底，胃中津液耗损殆尽，由是胃热上熏于脑，神识被蒙，发为谵语，此合足少阳为病者也。无如近世医家，妄称半表半里，甲木乙木，而不求病原之同异，一遇此证，无不以大小柴胡为圭臬，此真相之所以常不明也。考头项本太阳经脉，由脑后下项之导路，水气不能作汗，则强痛。水气少而经脉拘急，则亦强痛。水气郁而欲达，则病眩冒，此眩冒当从汗解者也。水气虚而标热上行，则亦眩冒，此眩冒之不当从汗解者也。水气结于心下，则心下痞硬而成结胸。水液不足，则虚气上冲，心下痞硬而时如结胸。"时如结胸"云者，明其有时而软，可断其非水结也，故治法当刺大椎第一间（间，去声，隙也）。泻其肺俞、肝俞，令肺气不郁于上，则上源足资津液之虚。肝脏不郁于中，则肝液亦能滋胃中之燥。设不明其为津液之虚，泥于头项强痛，误用麻黄发汗，则胃中胆火益无所制，将胃中宿食尽化燥屎，毒热秽气上熏于脑，而谵语作矣。曰"脉弦五日谵语不止，当刺期门者"，此亦开肝脏之郁，借肝脏余液，以熄胃中胆火，使不至燥热而生变。盖因胆寄肝叶之内，惟肝液能制其焰故也。若过此以往，直可决为大承气证矣。不然"少阴篇"之下利色纯青，此正胆汁为病也，何以急下而宜大承气汤乎？厥阴之厥深热深，厥微热微，此亦胆火内炽也，何以应下误汗而口伤烂赤乎？近人因此条谵语刺期门，与后二节同谬，指为热入血室。夫妇人有经水适来、经水适断凭证，故其谵语可定为热入血室，此证为液亏胃燥之证，不知何所据而指为热入血室也。

妇人中风，发热恶寒，经水适来，得之七八日，热除而脉迟身凉，胸胁下满，如结胸状。谵语者，此为热入血室也，当刺期门，随其实而取之。

妇人中风，当内热已盛，表寒未罢，经水适逢其会而至，此未可定为热入血室否也。得病七八日，正发于阴而恶寒之证，当热除身凉之候，乃果应七日当愈之期。热退而脉迟（不数且紧之谓迟）身凉，证情当霍然矣。乃又胸下满，如结胸状。设为太阳标热，并水气结心下、胁下，要惟硬满而痛，不当谵语。谵语者，郁热上蒙空窍，神识模糊，为如狂发狂之渐，以前经水适来，故知为热入血室。然则何以不用抵当汤丸及桃核承气，而但泄肝之期门穴。曰此证虽热入血室，而胞中血海尚无瘀血，故先刺期门以泻肝胆之热，此曲突徙薪之计。随其热之实而先时以取之，不待血之既结，后时而救之也。

妇人中风，七八日，经水适断者，续得寒热，发作有时，此为热入血室。其血必结，故使如疟状，发作有时，小柴胡汤主之。（此条订正）

此节"经水适断"四字，张隐庵谓当在"七八日"下，此说良是。中风七八日，以向愈之期，经水适然中断，设中风本证未罢，病之无关于经水，更何待言？若本证已解，续得发作有时之寒热愈而复病，曰续新而非故。曰得中风之热无间昏旦，此独休作有时，可见经水适断之即为病因矣。经水既来，即血室空虚，太阳余热乘虚而入，阻其下行之路，以致血结胞中。但寒热发作之时，仲师未有明文。吾以为当在暮夜，营气夜行于阳，热之郁伏血室者，乃随之而俱发。此证得自经后，血虽结而不实，究以气分为多，故但需小柴胡汤以解外寒，热去而血结自解。设或不解，然后再用抵当汤攻之，热邪之内陷者去，瘀血无所吸引，则固易为力也。

妇人伤寒发热，经水适来，昼日明了，暮则谵语，如见鬼状者，此为热入血室，无犯胃气及上二焦，必自愈。

妇人伤寒，业经发热，则全身腠理孙络，一时迸出至高之热度，与表寒战胜。此时病气，固已在营而不在卫，若当经水适来营分之标热，乃因类而乘其虚，营气昼行于阴，不与天阳相接，故昼日明了，及其夜行于阳，血中邪热随阴气而动者，乃至上塞心窍而昏脑气，故暮则谵语，如见鬼状。此证血热在下，故但需攻瘀泄热，病当自愈。若发其汗损中脘之胃液，竭上中二焦之水分，血热乃益无可制矣，此则仲师言外之意也。（此证当用大柴胡汤）

伤寒六七日，发热，微恶寒，支节烦疼，微呕，心下支结，外证未去者，柴胡桂枝汤主之。

柴胡桂枝汤方

柴胡二两，黄芩、人参各一两半，半夏二合半，甘草一两，桂枝、芍药、生姜各一两半，大枣六枚。

上九味，以水七升，煮取三升，去滓，温服一升。

伤寒六七日，已尽一候之期。太阳本病为发热恶寒，为骨节疼痛。今发热微恶寒、肢节烦疼，特标热较甚耳。太阳外证，固未去也。微呕而心下支结者，胃中湿热闭阻，太阳阳热欲达不得之状，此即太阳病机紧在太阴之证。发在里之湿邪，作在表之汗液，柴胡桂枝汤其主方也。然则病本伤寒，何不用麻黄而用桂枝？曰伤寒化热，则病阻于肌，故伤寒亦用桂枝。本书伤寒五六日，发汗复下之变证，用柴胡桂枝干姜汤，其明证也。设中风未化热，则病犹在表，故中风亦间用麻黄。本书大青龙汤及《金匮》风湿用麻黄加术，用麻黄杏仁甘草薏苡，其明证也。盖必具此通识，然后可与读仲景书。

伤寒五六日，已发汗而复下之，胸胁满，微结，小便不利，渴而不呕，但头汗出，往来寒热，心烦者，此为未解也，柴胡桂枝干姜汤主之。

柴胡桂枝干姜汤方

柴胡半斤，桂枝三两，干姜二两，黄芩三两，牡蛎二两，甘草二两，瓜蒌根四两。

上七味，以水一斗二升，煮取六升，去滓，再煎取三升，温服一升，日三服。初服微烦，复服，汗出便愈。

伤寒五六日，未及作再经之期，汗之可也，已发汗而下之，则非也。苟令汗之而当，则病机悉从肌表外散，上自胸胁，下及三焦膀胱，当可全体舒畅，宁有停蓄之标热本寒，郁于中而不达。惟其当可汗之期，早用芒硝、大黄以牵掣其外之路，于是未尽之汗液，留于胸胁，而胸胁为满，并见蕴结不宣之象。标热吸于上，故小便不利；先经发汗，胃中留湿较轻，故渴而不呕；标热吸于外，本寒滞于里，表里不融，故往来寒热；阳浮于上，内陷之阴气不从，故但头汗出；阳上越，故心烦。此正与"伤寒八九日，下之，胸满烦惊"同例，非似病后之虚烦。以曾经发汗，故早下而不成结胸也。方用柴胡、桂枝、干姜温中达表以除微结之邪，用黄芩、生草、瓜蒌根、牡蛎清热解渴降逆，以收外浮之阳，于是表里通彻，汗出而愈矣。按：此证与前证略同，以其无支节烦疼而去芍药；以其渴而不呕，加瓜蒌根而去半夏；以其胸胁满兼有但头汗之标阳，去人参而加牡蛎，不难比较而得也。

伤寒五六日，头汗出，微恶寒，手足冷，心下满，口不欲食，大便硬，脉细者，此为阳微结，必有表复有里也。脉沉亦在里也，汗出为阳微。假令纯阴结，不得复有外证，悉入在里，此为半在里半在外也。脉虽沉紧，不得为少阴病。所以然者，阴不得有汗，今头汗出，故知非少阴也，可与小柴胡汤。设不了了者，得屎而解。

太阳标阳盛，则表证多汗而传阳明，本寒胜，则水结心下，由三焦连属胁下而病延少阴之脏（胁下为肾脏所居）。此标阳外绝，所以有脏结无阳之证也。今伤寒五六日，已将一候，苟其阳盛，则必外有潮热而转阳明。今头汗出微恶寒，手足冷，心下满，口不欲食，大便硬，阴寒之象见于外，寒湿之气凝于里，大便虽硬，其不为阳明承气汤证，要无可疑。头汗出，则标热尚存。微恶寒，手足冷，心下满，则水气结于心下，似与寒实结胸相类。结胸证原有五六日不大便者，于大便硬一层，要可存而不论，且此证脉细沉紧，与少阴脏结证之小细沉紧略无差别。然以证情论，不惟脏结无汗，即结胸亦不当有汗，则此证所当注意者，独有头汗出耳。但头汗出而心不烦，故仲师谓之阳微结。阳微结者，标阳微而水气结也。标阳微于外，故但头汗出；本寒结于里，故微恶寒。手足冷而心下满，口不欲食，大便硬者，上湿而下燥也。但头汗出而不及遍体，故曰阳微。心下满，故知为水结。设但为寒结，外必无汗，今有头汗，故知非纯阴之脏结。且无阳之脏结，不特外无汗液，水气由三焦下陷，必且悉数入里而痛引少腹，此由寒水之脏入寒水之腑，而病属足少阴者。今但见为心下满，而复有头汗，故知其非少阴证，可用小柴胡汤，达心下水气，还出太阳而为汗，而病自愈矣。若不了了，则下燥未化也，故曰得屎而解。门人丁济华以为不若与大柴胡汤，较为直捷，不知此证紧要，只在去心下之满，原不急乎消大便之硬。上湿既散，津液自当下行，不待硝、黄攻下，自能得屎而解也。

伤寒五六日，呕而发热者，柴胡汤证具，而以他药下之。柴胡证仍在者，复与柴胡汤，此虽已下之不为逆，必蒸蒸而振，却发热汗出而解。若心下满而硬痛者，此为结胸也，大陷胸汤主之。但满而不痛者，此为痞，柴胡不中与之，宜半夏泻心汤。

半夏泻心汤方

半夏半升，黄芩、干姜、甘草、人参各二两，黄连一两，大枣十二枚。

上七味，以水一斗二升，煮取六升，去滓再煎，取三升，温服一升，日三服。

此承上凡柴胡汤病证节引起误下成结胸、误下成痞之变证。水气入里，胃不能受，故呕；太阳表证仍在，故发热。有表复有里，故曰柴胡汤证具，非必兼往来寒热、胸胁苦满、胁下痞硬、小便不利者诸证也。误下不见变证，语详柴胡汤为汗剂条，兹不赘述。若下后变证，见心下满而硬痛，则痰涎停蓄中脘，为宿食阻格而不下，故用甘遂、硝、黄以通之（设见上"伤寒六七日，结胸"条下）。设病满而不痛，不因误下而始见，则胸胁苦满及头汗出而心下满，何尝非小柴胡证！今出于误下之后，是当与结胸同例，而为水气之成痞，故宜以半夏泻心汤。生半夏以去水（纳半夏以去其水，见《金匮》），黄芩以清肺，黄连以降逆，干姜以温胃，甘草、人参、大枣以和中气。脾阳一振，心下之痞自消矣。以其有里无表，故曰柴胡不中与之。

太阳、少阳并病，而反下之，成结胸。心下硬，下利不止，水浆不下，其人心烦。

太阳寒水之气，循手少阳三焦上行，外出皮毛则为汗，由手少阳三焦下行，输泄膀胱则为溺。若夫二阳并病，则上行之气机不利而汗出不彻，下行之气机不利而小便难。水道不通，正宜五苓散达之，而反用承气以下之，于是水结心下，遂成结胸。水渗大肠，下利不止；水结上焦，故水浆不下；水气遏抑，阳气不宣，故心烦。按：此证上湿下寒，即上三物小陷胸汤证，以寒实结胸而无热证，与病在阳节略同，故知之。

脉浮而紧，而复下之，紧反入里，则作痞，按之自濡，但气痞耳。

浮紧之脉，属太阳伤寒，寒邪迫于卫，营热抗于里，故两脉浮紧。此本麻黄汤证，一汗可愈者也，而反下之，脉因沉紧，心下结而成痞。寒本阴邪，伤寒误下成痞，即上所谓"发于阴而反下之，因作痞也"。浮紧者，阳气外张，与表寒相持不下，误下里虚，阳气反陷于里，仍见相持不下之沉紧。此时阳气内陷，太阳寒水之气，未尝随之俱陷，故按之而濡。则舍气痞而外，初无所结，其证为但热不寒。仲师于此条，虽不出方治，要即为后文大黄黄连泻心汤证。本浮紧之脉，紧反入里，则浮仍在外可知。

张隐庵注反以是为虚寒之象，真是误人不浅，使其果属虚寒，则后文心下痞，按之濡，何能用大黄黄连泻心汤乎？

太阳中风，下利呕逆，表解者，乃可攻之。其人漐漐汗出，发作有时，头痛，心下痞硬满，引胁下痛，干呕，短气，汗出不恶寒者，此表解里未和也，十枣汤主之。

十枣汤方

芫花（熬）、甘遂、大戟。

上三味，等分，各别捣为散，以水一升半，先煮大枣肥者十枚，取八合，去滓，内药末，强人服一钱匕，羸人服半钱匕，得快下利后，糜粥自养。

发热恶风、有汗脉浮缓者，为中风；寒陷于大肠，则湿渗阳明而病下利；寒水陷于胃，则少阳胆汁从胃中抗拒而为呕。虽病情兼见少阳，似在禁下之例，而部分已属阳明。阳明标热本燥，而中气则为湿，阳明不从标本而从中气，则证属湿痰，痰湿系于阳明，例得攻下，然惟发热恶风之证罢，乃可攻之。故其人汗出如潮热状，阳气上盛，故头痛。此头痛与不大便五六日之头痛同在阙上，皆可决为太阳合阳明为病。心下气阻，按之硬满，引胁下而痛，皆有决为太阳水气合三焦水道为病，而攻下必以汗出不恶寒为验。按：此证与《金匮》悬饮内痛略同。太阳之邪，出于寒水，水气积则吸入之气无所容，而气为之短；太阳之标为热，水气得热，蒸久成痰，欲呕而不能倾吐，则为干呕。汗出不恶寒，则外自皮毛，内达肌理，绝无外邪留恋，即此可定为表解。可见心下痞，按之硬满，痛引胁下，其里未和耳，然后用十枣汤以下其水，此亦先解其表，后攻其里之通例也。

太阳病，医发汗，遂发热，不恶寒，因复下之，心下痞，表里俱虚，阴阳气并竭。无阳则阴独，复加烧针，因胸烦。面色青黄，肤瞤者难治。今色微黄，手足温者，易愈。（此条订正）

太阳病，发其汗，犹曰太阳病当以汗解也，无问在表之用麻黄，在肌之用桂枝，一也。所难解者，遂发热恶寒耳，岂未经发汗之前，本不发热，本不恶寒，因发汗之故，遂致发热恶寒乎？若初不见发热恶寒，何以知为太阳病乎？此不可通者一。医虽至愚，谁不知发热恶寒之当发其汗，何至误用硝、黄？则因复下之句，"因"字全无着落，不可通者二。今细玩本文，特于恶寒上遗脱"不"字耳，如此则"因"字方有着落。盖太阳发热恶寒之病，一汗之后，遂致发热不恶寒，此时颇类传入阳明，因其似阳明而下之，太阳水气，已由一汗而衰，不能再作结胸，于是虚气无所附丽，因结于心下而成痞。盖发汗则卫气虚，阴液伤于上也。下则营气虚，脾阳陷于下也。阴阳气正并竭，更以烧针损其已伤之阳气，耗其已伤之阴血，遂致胸中烦热。血凝则面色青，湿聚则面色黄（跌打损伤俱见青色，伤血故也。假疟之证面见黄色，聚湿故也）。烧针动经，故肤瞤。血凝湿聚，周身皮肤跳动，皆正气不支之象，故曰难治。但见面色微黄，手足温者，初不过脾虚湿胜，故曰易愈，于太阴中求之足矣。愚按：阴阳气并竭，下忽着"无阳则阴独"五字，殊难解说，前既云阴阳气并竭矣，何所见而指为阴独乎？自来注释家往往囫囵读过，故所言并如梦呓。仲师何以不言阴阳并竭，而言阴阳气并竭？盖气为阳，汗后肺阴外泄，而卫气一伤，下后脾阳下陷，而营气再伤。营卫之阳气两耗，而痰湿结痞于心下者，乃独存无气之浊阴，故曰无阳。无阳者，无气也。试观胶粘成块之白痰结晶体者，方在咯出之时，咽喉中已觉冰冷，此即浊阴无阳气之明证。心下之痞，正如是耳。

心下痞，按之濡，其脉关上浮者，大黄黄连泻心汤主之。

大黄黄连泻心汤方

大黄二两，黄连一两。

上以麻沸汤二升，渍之须臾，绞去滓，分温再服（大黄、黄连气味苦寒，其性善泄，生则易行，热则迟缓，故麻沸汤渍之）。

心下痞，而复恶寒，汗出者，附子泻心汤主之。

附子泻心汤方

大黄二两，黄连、黄芩各一两，附子一枚（炮，去皮，破开，煮取汁）。

上四味，切三味，以麻沸汤二升，渍之须臾，绞去滓，内附子汁，分温再服。

此二节，发端便言心下痞，而不言其所以然。盖承上"脉浮紧"节言之。太阳标热误下内陷，因成气痞。气与水合则按之硬痛，有气无水则按之而濡，但为气痞，故关上脉浮而不见弦紧。标热陷则与阳明燥气相合而大便不行，故宜大黄黄连泻心汤以泄之。俾阳明之火下降，而心气不足者自纾（《金匮·十六》：心气不足，吐血衄血，泻心汤主之。按：《金匮》有黄芩，此则传写遗脱也）。若夫标热炽于里而上见心气之抑塞，表阳复虚于外而见恶寒汗出，是又当于芩、连、大黄引火下泄，外加炮附子一枚，以收外亡之阳，则一经微利，结热消而亡阳收矣。此仲师示人以随证用药之法，学者能于此悟随证加减，庶胶柱鼓瑟之弊乎。

本以下之故，心下痞，与泻心汤，痞不解，其人渴而口燥烦，小便不利者，五苓散主之。

本以误下成痞而用泻心汤，设为标热结于心下，太阳寒水初不与俱陷，则但用大黄黄连泻心汤，一下而痞解矣。或同为标热成痞而微见恶寒汗出之真阳外脱，则加附子一枚，兼收外脱之阳，而痞亦解矣。然卒不解者，此时论治正需详辨其本原。若便以渴而口燥，误认为阳明实证热，正恐硝、黄、朴、枳，伤无病之肠胃，而正气益虚，即明知非阳明内实，而漫投入人参白虎以解渴而止燥，要惟小便自利者，方可决为下后液亏而用之无疚。设其人小便不利，则为太阳本气郁陷，标热上结，本寒下阻，不去其水则阴液不升，阴液不升则阳热之结于心下者不降。然则仲师方以五苓散，实为探本穷原之治，所谓牵一发而全身俱动也。不然五苓散利小溲之药耳，即多饮暖水发汗，亦第这发汗之药耳，安在其能消痞乎？（五苓散消痞功用如此，历来注家多不解）

伤寒汗出，解之后，胃中不和，心下痞硬，干噫食臭，胁下有水气，腹中雷鸣，下利者，生姜泻心汤主之。

生姜泻心汤方

生姜四两，甘草、人参各三两，干姜一两，黄芩三两，半夏半升，大枣十二枚，黄连一两。

上八味，以水一斗，煮取六升，去滓，取三升，温服一升，日三服。

伤寒一证，恶寒无汗者，自以汗出表解为向愈之期，但汗

发太过，胃中津液耗损，亦时见调胃承气之证。胃中不和，心下
痞硬，干噫食臭，皆似之。但令发汗透畅，太阳水气悉由皮毛外
泄，则必无未尽之水液，从三焦水道流注胁下而为胀满，亦必不
至水气混杂太阴寒湿，致腹中雷鸣而下利。夫胃中胆汁生燥，故
不和。胆胃上逆，则干噫食臭。太阳标热合水气结于胃之上口，
故心中痞硬。水气吸于标阳，乃不能由肾下出膀胱，以至凝结
于胁下。胁下固肾脏所居，输尿之关键也。水道不通，则溢入大
肠，雷鸣而下利。痰饮之水流胁下，及水走肠间，沥沥有声，其
证情正相类也。然则仲师何以不用猪苓汤、五苓散，曰此必无济
也。阳热吸于上则水气必难下达，不去其上热，则水道不行，故
用生姜泻心汤。生姜、半夏以泄上源之水，黄芩、黄连以清上焦
之热，炙草、人参、干姜、大枣以扶脾而温中，则上热去，下寒
消，而水道自通矣。按：此证与后文腹中痛欲呕吐者略同，故黄
连汤方治，即为生姜泻心汤之变方，但以桂枝易生姜、黄芩耳。
究其所以不同者，则以非芩、连并用，以肃降心肺两脏之热，而
痞将不去也（附子泻心汤、生姜泻心汤、大黄泻心汤、甘草泻心
汤并同，可见立方本旨矣）。

伤寒中风，医反下之，其人下利，日数十行，谷不化，腹中
雷鸣，心下痞硬而满，干呕，心烦不得安。医见心下痞，谓病不
尽，复下之，其痞益甚。此非结热，但以胃中虚，客气上逆，故
使硬也，甘草泻心汤主之。

甘草泻心汤方

甘草四两，黄芩、干姜各三两，半夏半升，黄连一两，大枣十二枚。

上六味，以水一斗，煮取六升，去滓再煎，取三升，温服一升，日三服。

伤寒无表汗，则汗之以麻黄，中风表汗泄而肌理无汗，则汗之以桂枝，此仲师定法不可变易者也。若医反下，则太阳寒水不能外达为汗，反乘下后里虚内陷于肠胃而下利，日数十行，致有"完谷不化，腹中雷鸣"诸变。要知猝发之变证，为水气暴迫所致，但用五苓散以利小便，而更无余病，不似病久太阴寒湿，肠胃俱虚，必待四逆、理中也。若并见"心下痞结硬满，干呕，心烦不得安"诸证，则决非五苓散证可知。《内经》云："暴迫下注，皆属于热。"此时下利日数十行，甚至完谷不化，腹中雷鸣，可知太阳标热，已随寒水下陷。心下硬满之痞，不惟与结胸之标热寒水并停心下者不同，与太阳标热独陷心下但气痞者亦异。夫阳热结于心下与胃中胆汁两阳相搏，则阳明之火当挟胃实而益炽，以大黄黄连黄芩汤复下之可也。至下后寒水标热冲迫，至胃中不留完谷，则与标热结心下成痞，挟胃实为病者，绝然相反，大黄芩连汤复下之，不可也。乃医者误以为标热内结之气痞，误用大黄泻心汤，遂致其痞益甚。不知脏腑之中，惟胃至热若炽炭然，不能容涓滴之水，水入于胃则悉化为气（西医饮牛以盆水随杀而且验之，胃中固无水也，此虽胃中不能容水初步之试验，而其理确不可易）。若胃中留水，即病痰饮。所以然者，则以胆汁不足，而消水之力弱也。今以误下致胃虚，而胆火挟客气上结心下而成痞，与太阳标热挟胃实成痞者，虽气痞同，而所以成气痞者不同。彼为标热内结，此则不由标热也。干呕者，胃中胆汁因下后生燥，无所依剧而上逆也。心烦不得安者，胆火由胃底冲迫胸膈，而坐立不安也，非太阳标热，故谓之客气。仲师主以甘草泻心汤者，重用生甘草以清胃中之虚热，大枣十二枚以补胃虚，干姜、半夏以涤痰而泄水，芩、连以抑心肺两脏之热，使上热下行，水与痰俱去，则痞消于上而干呕心烦已，湿泄于下而利亦止矣。但方治更有未易明者，痞在心下，但用黄连以抑心阳导之下行足矣，而诸泻心汤方治，何以并用清肺之黄芩？盖肺为水中之源，肺脏热则水之上源不清，则下游之水气不泄，此其所以芩、连并用也。

伤寒，服汤药，下利不止，心下痞硬，服泻心汤已。复以他药下之，利不止。医以理中与之，利益甚。理中者，理中焦，此利在下焦，赤石脂禹余粮汤主之。复利不止者，当利其小便。

赤石脂禹余粮汤方

赤石脂、太乙禹余粮各一斤。

上以水六升，煮取二升，去滓，分温三服。

伤寒不解其表，先攻其里，以致太阳水气，与太阴之湿混合，下利不止。下后胃虚，客气上逆，以致心下结痞硬满，此时服甘草泻心汤是也。乃服泻心汤已，痞去而利依然（观下文但言治利，不更言痞，可见其痞已愈）。医以为协热利也（协热利本有四日复下之例），复以他药下之，利仍不止。医又以为太阴寒湿也，而以理中与之，果其证属寒湿，不难得温便愈。然竟利益甚者，盖理中作用，在升清而降浊，向以虚气膨胀于胃中，阻其降浊之力，中气得温而升，胃中积垢自当从大肠下泄而无余。若下焦水气，不从肾关而出为溺，以至溢入大肠，则病不在中而在下。中气升，即下无所吸，此其所以利益甚也。大肠为水冲激，至于滑疾而不收，是当以收摄为主。赤石脂汤余粮汤既能泄湿，又复敛肠。若肠中水气无多，利当自愈。其不愈者，必肠中水气甚盛，非用五苓散关其决渎，必不能杀其冲激之力也。

伤寒，吐下后，发汗，虚烦，脉甚微，八九日，心下痞硬，胁下痛，气上冲咽喉，眩冒，经脉动惕者，久而成痿。

伤寒吐下之后，津液已虚，更发其汗，津液更虚，血与汗同体而异用，故夺血者不可发汗。液与精异物而同源，故失精家亦不可发汗。今津液伤于吐下，复发其汗则其血必虚，血虚则心烦而脉微。病延八九日，已在两候当传阳明之期，胃液以汗而生燥，肝胆与胃同居中部，而掩覆于胃之右侧，时出余液入胃，为消融水谷之助。胃燥则肝胆俱燥，胆火上逆，则心下痞硬。但此证心下无水，虚气成痞，按之当濡而转见硬者，标热自上而下，其气衰。客气自下上攻，其气盛，方盛之气不可屈抑，故硬也。胁下为下焦水道之冲，自肾而下，即由下焦输出膀胱，以吐下后之发汗，致太阳腑气上逆，而中焦水道为虚气所格，不能由肾下走膀胱，故胁下痛。阴竭而阳亢，噫气仍上冲咽喉，此气即心下结痞，胃中浊热之气。此证与后文胸有寒之瓜蒂散证相似，其不同者眩冒耳。寒水结为痰涎，故阻隘肺气，噫气反上冲咽喉而鼻窍不通，阴伤而阳越，故噫气亦上冲咽喉，以致颠眩而郁冒。设令阴虚阳亢，未见经脉动惕，此尚无遗患。若浮阳暴冲于上，一身脉络，为之跳荡不宁，则血分既耗折殆尽，终以不能养筋，久而成痿。痿者，枯萎而不荣也（张注谓"委弃不为我用"，迂曲不通，不可为训）。究病原所自出，盖不出于吐下，而出于吐下后之发汗。津液既损于前，而又重发其汗竭之，故虚阳益张而不可遏。愚谓此证，惟柴胡加龙骨牡蛎汤最为近似，柴胡汤以散攻心下之痞，通胁下之痛，龙骨、牡蛎以收暴发之浮阳，然后养阴补血以善其后，或亦千虑之一得也。

伤寒发汗，若吐、若下解后，心下痞硬，噫气不除者，旋覆代赭石汤主之。

旋覆代赭石汤方

旋覆花三两，代赭石一两，人参二两，甘草三两（生），生半夏半升，生姜五两，大枣十二枚。

上七味，以水一斗，煮取六升，去滓，再煎，取三升，温服一升。

伤寒，恶寒无汗，头项强痛者，以发汗而解；胸痞气冲，胃中有湿痰，吐之而解；病传阳明，潮热而渴者，下之而解，解后当无余病矣。然卒心下痞硬，噫气不除者，此正与"汗出解后，胃中不和，心下痞硬，干噫食臭"略相似。但彼为表解除之后，里水未尽，下渗大肠而见腹中雷鸣下利，故宜生姜泻心汤，以消痞而止利。此证但见胃气不和，绝无水湿下渗之弊，然则噫气不除，其为湿痰壅阻无疑。方用旋覆、代赭以降逆，半夏、生姜以去痰，人参、甘草、大枣以补虚而和中，则湿痰去而痞自消，中脘和而噫气不作矣。惟其证情相似，故方治略同，有虚气而无实热，故但用旋覆、代赭以降逆，无需泄热之芩、连也。

下后不可更行桂枝汤。若汗出而喘，无大热者，可与麻黄杏子甘草石膏汤。

伤寒未经下后，则脾实而胃濡，既下则脾虚而胃燥。桂枝汤所以发脾脏之气出肌肉，而为汗者也。脾虚不能作汗，故桂枝汤为禁例。此即上篇"下后气不上冲不得与之"之说也。气上冲则为喘。前此云："太阳病，下之微喘者，表未解故也，桂枝加厚朴杏仁汤主之。"加厚朴以舒胸膈，加杏仁以宣肺气，以肺为主气之脏。喘家，为表未开而肺气郁也。此可知气上冲之可与桂枝汤，初未常专指本方也。但喘之为病，究系麻黄本证，桂枝加厚朴杏子犹非主治之证方。观于无汗而喘之用麻黄汤，咳而微喘之用小青龙汤，其余已可概见。表气不因下后而陷，故汗出而喘。下后胃家不实，故无大热。麻黄杏子甘草石膏汤用麻黄、杏仁开肺而通皮毛，石膏、甘草助脾而泄肌理，则表寒里热并散，喘定而热解矣。

太阳病，外证未除而数下之，遂协热而利，利下不止，心下痞硬，表里不解者，桂枝人参汤主之。

桂枝人参汤方

桂枝四两，甘草四两（炙），白术三两，人参三两，干姜三两。

上五味，以水九升，先煮四味，取五升，内桂枝煮取三升，日再服，夜一服。

太阳病，外证未除而误下之，水气与标阳俱陷心下，则为结胸。标热独陷心下，则为气痞。下后胃虚，客气上逆，则亦为气痞。但与标阳独陷心下之痞，有濡硬之别耳。若外证未除，而数下之，水气合标热同陷，遂至利下不止，寒水之气结于胃之上口而心下痞硬，仍见发热恶风之外证。仲师特以桂枝人参汤主之，炙草、白术、人参、干姜以温胃而祛寒，桂枝助脾以发汗，而外证及里痞俱解矣。所以后纳桂枝者，以里寒重于外证，恐过煎气薄，失其发汗功用也。所以日夜三服者，则以数下之后阳气内陷，非一剂所能开泄也。

伤寒大下后，复发汗，心下痞，恶寒者，表未解也。不可攻痞，当先解表。表解乃可攻痞。解表宜麻黄汤，攻痞宜大黄黄连泻心汤。（此条订正）

伤寒大下后，标阳郁陷心下，已足成痞。复发汗以伤胃液，则胃液虚而客气益逆，标阳客气并居心下，因而成痞。虚气成痞则按之濡，加以客气上逆则按之硬。若表证已解，更不虞水气之内陷，要不妨直行攻痞。惟病者恶寒，则卫气束于表寒，其脉必见浮紧，正需麻黄汤以解皮毛，俾水气悉从汗解，然后可徐图攻痞。此亦先解表后攻其里之例也。然则本条言解表宜桂枝汤者，直传写之误也（桂枝本为解肌，恶寒则病在皮毛，不在肌肉，不可讹误）。至于痞成于大下之后，表寒不与标阳俱陷，原属大黄黄连泻心汤证，加以发汗，胃中津液益涸，而大便不行，胃中燥气上逆，则肺与心并受灼烁，故用黄芩、黄连以清心肺，大黄以除胃实，痞乃随胃实而俱消矣（心下痞按之濡条下方治无黄芩，传写脱误）。

伤寒发热，汗出不解，心中痞硬，呕吐而下利者，大柴胡汤主之。

"伤寒发热，汗出不解"者，病机已属阳明。心脏本实，虽胃紧脉道所属，为营气出纳之所，但容积甚隘，心中正不当有痞，可知所谓心中痞者，特虚气为胃中实热所迫，阻遏于心之部位而不能散，故转以心中痞硬，实即后文胸中痞耳。胃中胆火上僭，故呕吐（太阳传阳明，颇欲吐，胃气逆故也）。胃中胆汁善泄，不能容留水液，故下利（此与"少阴篇"下利色纯青同例）。此证不去阳明之燥，则痞必不除。于柴胡汤解外降逆药中，加攻下之枳实、大黄（一本无大黄），使热从下泄，即气从上解，而痞已无形消减矣。愚按：此方当用大黄，陈修园乃阿附张隐庵以为宜用大柴胡汤之无大黄者，吾正不知其何所取义也。今更以处方大法言之，柴胡发太阳郁陷之气而使之外出，是为君；黄芩苦降以清内热之上潜，芍药苦泄以舒心营之瘀结，是为臣；生半夏、生姜以去水而涤痰，大枣和中而补虚，是为佐；枳实、大黄，排胃中属热而泄之，在上之郁结自开，是为使。此则用大柴胡汤之义也。

病如桂枝证，头不痛，项不强，寸脉微浮，胸中痞硬，气上冲咽喉不得息者，此为胸有寒也，当吐之，宜瓜蒂散。

瓜蒂散方

瓜蒂一分（熬黄），赤小豆一分（分音问①）。

上二味，各别捣筛为散，已合治之，取一钱匕，以香豉一合，用热汤七合，煮作稀糜，去滓，取汁和散，温顿服之。不吐者，少少加，得吐乃止。诸亡血虚家，不可与之。

---

① 分音问：指此处"分"应读为"fen"，韵部属问部。

桂枝证发热恶风有汗，但头不痛，项不强，可知非卫强营弱之证，非开泄肌理之汗所能奏效，惟寸脉微浮，则病气犹属太阳。太阳之表气，内应于肺（肺主皮毛），表寒内陷胸中，则寒痰凝结而为痞硬。痰涎阻遏，阳气欲达，乃冲激于咽喉，喘促不得息。此与小青龙汤证略相似，而未常咳吐，痰涎有欲出不得之势，故曰胸中有寒。有寒者，有寒痰也。寒痰阻塞胸膈，非急为之倾吐，则喘息不平。故特用瓜蒂之苦泄，以涌其寒痰，香豉以散寒，赤小豆以泄湿，一吐而冲逆止矣。惟亡血家及体虚之人，则为禁例。盖恐亡血家一吐之后，引动咯血，旧疾复发，虚羸者不胜震荡，正气将益不支也。须知吐法在《伤寒论》中，惟此一条。仲师不得已而用之，故方治后又垂戒如此。

病胁下素有痞，连在脐旁，痛引少腹，入阴筋者，此名脏结，死。（此痞由腰下斜入少腹，粗细类竹竿，约长数寸，色青而坚，痛不可忍，病者大小便不通，予向者亲见之）

此节仲师发明太阳腑气阴寒凝沍之死证，惟黄坤载谓，"脏结之证，阴盛则寒，阳复则热，阴为死机，阳则生兆"，尚为近是，余说俱不可通。张隐庵注此条，牵涉三阴，纠缠不清，直盲人评黑白耳。惟解"素"字为现在，如《中庸》"素宝贵"之"素"，则确不可易，谓骤起之急证也。胁下为少阴肾脏，肾与太阳膀胱为表里，所谓脏结者，寒结少阴之脏，与肝脾固无关也。脐之两旁为输尿管，由肾下达膀胱之道路，《内经》谓之下焦（《灵枢》云下焦别回肠注于膀胱）。太阳寒水下输之路，由胁下穿肾关，从脐下两旁直走少腹，下出阴筋，是为溺；太阳之气，由膀胱而上出脐旁输尿管，穿肾脏至胁下，抵中焦，出皮毛，是为汗。寒凝肾脏则小便不通，寒结膀胱则表汗不彻，今以肾脏暴感阴寒而痞在胁下，使膀胱阳气犹存，蒸气渐渍肾脏，表汗时出，小便时通，则脐旁之输尿管尚不至痛引少腹而入阴筋。惟其少阴之脏，阴寒凝固，于是由脐旁输尿管，走窜太阳之腑，而痛如阴筋，此为太阳阳气下绝，而寒水之腑与寒水之脏，直如冬令之水泽，腹坚绝无一线生机。仲师盖深明内脏关系，故特于"太阳篇"发明此条。窃意此证重用附、桂至一二斤，或当于十百中挽救一二，仲师可作，或不以予言为罪谪也（俗工泥于《内经》肝小则脏安，无胁下之病，遂误认胁下之病为肝病，而不知肝胆主疏泄而性条达，三焦受气于胆而行水道，有所怫郁则失其疏泄之能，而水道为之不通。可见胁下之病为肾与三焦、膀胱之病，而非肝之本病矣）。四明门人张永年向不知医，以为此证即近世所谓夹阴伤寒，病出于房后冒寒饮冷，颇为真切，因附存之，以备参考（昔在甲辰年六月，予弟振甫患此，宿于娼家房后饮冷所致，予用时俗验方白术三两，肉桂三铢，吴萸、公丁香各三铢，一服而大小便俱通。惟通后不曾以温药调理，下利二十余日方愈。按此证可用大剂四逆汤）。

伤寒，若吐若下后，七八日不解，热结在里，表里俱热，时时恶风，大渴，舌上干燥而烦，欲饮水数升者，白虎加人参汤主之。

伤寒吐下后，阴液伤耗，七八日不解，已逾一候，病气当传阳明。太阳标热结在中脘，而表热依然不解，此为太阳阳明合病。时时恶风者，表热甚而皮毛开泄，外风乘之而不能受也，此为太阳未解之明证。大渴舌上干燥而烦，欲饮水数升者，中脘之阳热因津液少而益炽，此为病传阳明之明证。惟仲师主以人参白虎汤，有似专治里热而不关太阳者，不知石膏之质中含硫养，凉而能散，有透表解肌之力，外感有实热者用之，近人张锡纯之言可信也。但石膏性本微寒，欲彻表里之热者，最少亦需鸡子大一枚，否则无济，若煅而用之，则尤为谬妄（《伤寒》《金匮》用石膏方治并属生用，多至鸡子大小六枚，甚有用至二十四枚至半斤者，非以其微寒力薄乎？惟漆匠胶入殓后之棺盖则用煅石膏，取其凝固收涩也。然则白虎汤所以彻表里之热者，取其清凉透肌乎？抑取其凝固收涩乎？此又不辨自明也。更以豆腐验之，投煅石膏于煮沸之豆浆，则凝而成腐矣）。其清凉透肌之性，一变为凝固收涩之败质，致胸膈间热痰，结而成痞，吾不知其何以谢病家也。盖白虎汤方治，要为偏于阳热而设，且以吐下伤津液之后始用人参，故同为太阳阳明合病。太阳表病重于里热者，则宜桂枝加葛根汤；阳明里热重于太阳者，则宜白虎加人参汤，夫各有所当也。

伤寒，无大热，口燥渴，心烦，背微恶寒者，白虎加人参汤主之。

伤寒无大热，胃家未实，潮热不甚可知。口燥渴心烦，则阳明里热而兼液亏之证；背微恶寒，则太阳未罢之兼证也。惟其里热甚而表寒微，故清里即所以透表，更无需解肌之桂枝。此与上一条略相似而微有不同，盖津液有因吐下而虚者，有不待吐下而津液本虚者，治法固然不同也。

伤寒，脉浮，发热，无汗，其表不解，不可与白虎汤。渴欲饮水无表热者，白虎加人参汤主之。

脉浮为太阳肌表证，伤寒、中风之所同也。若发热无汗，其表不解，直可决为太阳伤寒矣。此时急以麻黄汤发汗，剂量太轻，犹恐不逮。温散肌理之桂枝汤，且在禁例，而况辛凉透肌之白虎汤乎！一经误用，不惟遏寒邪外出之路，抑且表里俱寒，此其所以不可与也。故惟渴欲饮水，无表证者，乃可与人参白虎汤。所以然者，为其热郁于胃，使得从所主之肌理而外泄也。独怪近人动称清凉解表，乌知夫表不解者，原不可以轻用凉剂乎！

太阳少阳并病，心下硬，颈项强而眩者，当刺大椎、肺俞、肝俞，慎勿下之。

此节大旨，于上不可发汗条论之已详，仲师盖惟恐人误认不可汗为可下，特为郑重申言之。盖太阳寒水将尽，则胃中燥而胆火上逆，心上之硬，实由于此。颈项为太阳经络脑，还出别下项之处，太阳之气不濡故强。太阳标阳挟胆火上熏于脑，故眩。仲师立法，因泻大椎第一间之大杼，泻三椎之肺俞，借水之上源，柔经脉而濡中脘；泻第九椎之肝俞，资肝液以涵胆火。于是浮阳息而诸恙可愈矣。若误以为阳明实热而妄下之，其能免于小便不利直视失溲之变乎？

太阳与少阳合病，自下利者，与黄芩汤。若呕者，黄芩加半夏生姜汤方主之。

黄芩汤方

黄芩三两，甘草、芍药各二两，大枣十二枚。

上四味，以水一斗，煮取三升，去滓，温服一升，日再夜一服。

黄芩加半夏生姜汤方

于前方加半夏半升，生姜三两。

太阳寒水，合手少阳三焦，下从少阴寒水之脏，输泄入太阳之腑。寒水混合脾脏之湿，至中下焦水道而溢入大肠，则为自利，此太阳之病合于手少阳者也。太阳标热，并水气内陷胃底，胆汁出而与之相抗，则为呕逆，此太阳之病合于足少阳者也。盖太阳水气，因少阳阳气不足，内陷即入太阴，太阴之湿受化于少阳，阳气外出，即仍系太阳。按：太阳标热与水气同陷心下，则为结胸；标热独陷心下，则为气痞。二证皆不下利者，一因水气为标热所吸，一则阳热独陷，并无水气故也。要惟寒水偏胜，离标阳而下趋，乃有自利之证。此时不疏脾脏之郁而补其虚，则利将不止。不抑在上之标阳，使与里寒相协，必不能载水气而俱升。黄芩汤方治，黄芩苦降以抑标阳，芍药苦泄以疏营郁，甘草、大枣甘平以补脾胃，则中气健运而自利可止。不用四逆、理中以祛寒，不用五苓以利水，此不治利而精于治利者也。寒水不足，胃燥而胆火上逆，是为心下硬；寒水内搏胃中，胆汁不能兼容，是为呕。呕者，水气内陷与下利同，脾胃不和亦与下利同。其不同者，特上逆与下泄耳，故仲师特于前方加半夏、生姜，为之平胃而降逆。盖小半夏汤，在《金匮》原为呕逆主方，合黄芩以清胆火，甘草、大枣以和胃，芍药以达郁，而呕将自定。抑仲师之言曰："更纳半夏以去其水。"此以去水止呕者也。

伤寒，胸中有热，胃中有邪气，腹中痛，欲呕吐者，黄连汤主之。

黄连汤方

黄连、甘草、干姜、桂枝各三两，人参三两，半夏半升，大枣十二枚。

上七味，以水一斗，煮取六升，去滓，温服一升，日三，夜三服。

此节历来注家，惟黄坤载以胃中有邪气认为肝胆之病，以欲呕吐为胆邪乘胃，以腹中痛为肝邪乘脾。按之病情，颇为近似。但彼犹泥于五行生克，而真相尚有未明。盖胃中原有肝胆余液，以消融水谷。胸中有热，则肺阴失降而化为湿痰，水之上源不清，湿痰入胃，胃中胆汁不受，因病呕逆。可见胸中有热，所以欲呕吐者，胆火之抗拒湿痰为之也。胃中肝液原以济消谷之用，其气彻上彻下，足以调达其抑塞，是故中有所怫郁。气之由胃上出于口者为噫，由胃下出大肠为转矢气，中脘之胀满乃舒。凡此皆肝液之疏达为之，若湿痰阻于上膈，气机乃不能宣达，而反郁于中脘，而下及腹部，可见胃中邪气，为脾阳不振肝脏抑塞所致，肝乘脾脏之虚，故腹中痛也。黄连汤方治，用黄连以止呕，必用干姜、半夏以涤痰者，呕因于痰也；甘草、人参、大枣以扶脾而缓痛，必用桂枝以达郁者，痛因于郁也。此黄芩汤之大旨也。然则仲师此条，何以不列于"太阴""少阳"二篇而列入"太阳"？曰：此病源出于太阳也。标热内陷，胸中水气，蒸为湿痰，而肝胆始郁。肝胆与胃同部，余液皆入于胃，故病发于胃，皆不过相因而致病。黄坤载移此条于"太阴篇"中，亦纸见其不达耳。

伤寒八九日，风湿相搏，身体疼烦，不能自转侧，不呕，不渴，脉浮虚而涩者，桂枝附子汤主之。若其人大便硬，小便自利者，去桂枝加白术汤主之。

桂枝附子汤方

桂枝四两，附子三枚（炮），大枣十二枚，生姜三两，甘草二两。

上五味，以水六升，煮取二升，去滓，分温二服。

桂枝附子去桂加白术汤方

白术四两，甘草二两，附子三枚（炮），生姜三两，大枣十二枚。

上五味，以水七升，煮取三升，去滓，分温三服。初服其人身如痹，半日许，复服之。三服尽，其人如冒状，勿怪，此以附子、术并走皮肉，逐水气未得除，故使之尔。法当加桂四两，此本方二法也。一法去桂加术，一法加术更加桂四两。

伤寒八九日，已过一候，或病从表解，或传阳明，其常也。若表汗不彻，水气留着肌肉而为湿，风乘皮毛之虚，入犯肌肉而凝闭其腠理，则有风湿相搏之变。寒湿伤其肌肉而腠理不通，故身疼。风湿困于外，血热抗于内，故身烦。凡人以阳气通彻为生机，阴寒凝汩为死兆。无病之人身轻者，为其近阳也。垂死之人身重者，为其无阳也。风湿相搏，至于不能自转侧，身之无阳而重可知矣。是故不呕不渴，外既不达少阳之阳枢，内更不得阳明之燥化。其证为独阴无阳，脉必浮虚而满，不惟不见邪正交争之浮紧，并不见邪正并居之浮缓，为其正气衰也。病情至此，非重用透发肌理之桂枝，不足以疏外风，非重用善走之附子，不足以行里湿（或谓桂枝四两，每两当今一钱六分，不过一两零四分，然附子三枚，至小每枚八钱，亦得二两四钱，此证里湿固重，外风亦复不轻，似当以经方原定为正）。外加生姜、甘草、大枣以扶脾而畅中，使之由里达表而风湿解矣，故同为风湿相搏之证。惟大便坚、小便自利者，最难辨识，合之身体疼烦不能自转侧，似当在先解其表，后攻其里之例。但寒湿留着肌肉，外风束之，既非若伤寒中风之始病，发表解肌可一汗而见功，设汗之而不得汗而妄行攻下，湿邪且乘虚以下利不止而死。究其所以大便坚、小便自利者，与阳明实证自有别。阳明证小溲当赤，此则独清，一也；外无潮热，二也；不谵语，三也；脉不见实大而滑，四也；不渴饮，五也；阙上不痛，右膝下经络不牵髀肉而痛，六也；痛在周身肌肉，而中脘未尝拒按，七也。有此七端，则此证不当攻下明矣。然则大便之所以坚者可知矣，湿困脾脏，则脾阳停而胃纳沮，水谷既失运输之路，则肠中谷气愈少，而日渐干涸。反胃证，粪如羊矢者，实与此同。加以太阳寒水，以表气不通，独有下行之路，正如潦水赴谷，一去不还。不似发汗太过，阳气行于肌表，津液自外而内，尚得还入胃中也。白术附子汤，用白术四两，取其化燥，以祛肌表之湿；用附子三枚，取其善走，以收逐湿之功；仍用甘草、生姜、大枣以助脾阳，使得从皮中而运行于肌表。一服觉身痹者，附子使人麻也。半日许再服者，惧正气之不支也。三服后其人如冒状者，阳气欲达而不得也。故必于加术外更加桂四两，然后阳气迸肌表而出，寒湿得从汗解，表阳既通，脾气自畅，新谷既入，陈气自除，大便之坚，正不需治耳。

风湿相搏，骨节疼烦掣痛，不得屈伸，近之则痛剧，汗出短气，小便不利，恶风不欲去衣，或身微肿者，甘草附子汤主之。

甘草附子汤方

甘草、白术各二两，桂枝四两，附子二枚（炮）。

上四味以水七升，煮取三升，去滓，温服一升，日三。初服得微汗则解，能食，汗止复烦者，服五合。

风湿一证，起于皮毛，失治则入肌理；肌理失治，则流关节；关节失治，则久成历节。故风湿之始病，起于中风，故第一方治，即用中风之桂枝汤，去芍药而加附子。所以加附子者，以其善走，停蓄不流之湿得附子阳热之气，将挟之而俱动也。过此则由肌肉湿痹，脾胃之外主肌肉者，亦以阳气不通日见停顿。脾不升清，胃不降浊，以致大便日坚（不动则津液日消，若阴干者热，譬之沟渠不流，则腐败腐积也）。故第二方用中风之桂枝汤，于原方去芍药外去桂枝加附子、白术以补中而逐水，使中气得温而运行，则大便之坚者易去，湿之渍于肌理者亦得从汗外解。其有不得汗而见郁冒者，则以营气太弱，不能与卫气并达皮毛之故，于是加桂以济之。失此不治，乃由肌肉流入关节，于是有骨节疼烦掣痛不得屈伸，近之则痛剧之证。风中于表，故汗出（此即中风有汗之例）；湿阻于里，故气短（历节之短气视此）。水湿不入肠胃，则肠胃涸而小便自利；水湿混入肠胃，则肠胃滋而小便不利。不利者湿邪壅成垢腻，若秽浊之水，积于汗下者然，有停[1]蓄而无旁流也。恶风不欲去衣者，风胜于表也。或身微肿者，湿胜则肿也。

---

[1] 停：水积聚而不流通。

故风湿第三方用中风之桂枝汤，去芍药、姜、枣，而加术、附，使在里之湿，悉从腠理外泄，而病已解矣。此证病笃于前，而愈病则易于前。所以然者，以其证情偏胜于表，不比身烦痛而重、小便自利者，如流寇之散而不聚，未易一鼓成擒也。要知湿为独阴无阳之类，凝涩而不动，一如懒惰之人，未易驱使，非重用善走之附子，必不能挟其所必不动者而动之。失此不治，则浸成历节矣。历节之疼痛如掣，汗出短气，不可屈伸，并与风湿同。故桂枝芍药知母汤，即本甘草附子汤而增益之。以不得屈伸，为积久成痹，异于湿之暴病，而加芍药（芍药甘草汤治脚挛急同此例），即以通营血之痹；以毛孔之痹闭而加麻黄，即以开卫阳之痹；以外风不去而加防风；以胸中有热、温温欲吐而加知母；以胃中有寒而加生姜。要其立方本旨，实亦从桂枝汤加减，而以术、附尽逐湿之能事，盖病虽久暂不同，而其病源则一也。

伤寒，脉浮滑，此表有寒，里有热，白虎汤主之。（此条订正）

脉浮为表邪未尽，滑则为湿与热。以证情准之，当云"表有寒里有热"，本条言"表有热里有寒"，则传写之误也。惟白虎汤方治，里热甚于表寒者宜之。若表寒甚甚而里热微者，要以越婢及大青龙麻杏石甘诸方为主治，石膏、知母不当妄用，此即"发热无汗，其表不解，不可与白虎汤"之例也。若夫表寒垂尽，里热已炽，乃用清凉透肌之石膏，驱里热由肌出表，其病遂解，此正"燥渴，心烦，背微恶寒，白虎加人参汤主之"之例也。予向者疑"里有寒"为衍文，犹为未达一间（又按：表有微热里有实寒四逆汤证，与白虎证相反，详见"少阴篇""厥阴篇"）。

伤寒，脉结代，心动悸，炙甘草汤主之。

炙甘草汤方

甘草四两，桂枝、生姜各三两，人参、阿胶各二两，大枣三十枚，麻仁、麦冬各半斤，生地黄一斤。

上九味，以清酒七升，水八升，先煮八味，取三升，去滓，内胶，烊消尽，温服一升，日三。又名复脉汤。

此久病血虚者，心阳不振之病也。夫血统于脾，而出于胃中之水谷。胃虚则无以济生血之源，生血之源不继，则营气不足。脉见结代者，心阳不振，而脉中之血黏滞不得畅行也，故炙甘草汤。用炙草、生姜、人参、大枣和胃以助生血之源，麦冬润肺以溉心脏之燥，阿胶、生地黄以补血，桂枝以达心阳，麻仁润大肠，引中脘燥气下行，不复熏灼心脏，与麦冬为一表一里，和胃养血，则脉之结代舒。润肺与大肠，而心之动悸安。更加桂枝以扶心阳，而脉之失调者顺矣。此证或缘于久病，或得之病后，往往不能起坐，坐则头汗出，或三至一代，或五六至一代，大便累日不行。予于己巳四月廿一日治古拔路叶氏女孩亲见之。盖阴伤于内，阳气外浮，阳气浮而阴液不与俱升，故脉见结代。心动悸者，心营虚而上不受肺阴之溉，下更受肠燥之逼，以致此也。三月中，章次公亦遇此证，惟大便溏泄为特异，用原方去麻仁，一剂后病良已。但当其定方之时，乡人某见而笑之，以为古方必不可治今病。夫古人治伤寒杂证之方，不可以治今日之广疮、麻风、中蛊，是已，以为不可治今日之伤寒杂证，有是理乎？敬告同人，幸弗与乡愚一辙同类而共笑也。（结代之脉，向者于姚建律

师见之，用本方三五剂而结脉除，又于引线弄陆勋伯见之，陆方下利甚剧，乃用本方舍附子理中大剂，利亦寻愈）

按脉之来缓，时一止，复来者，名曰结。又脉来动而中止，更来小数，中有还者，反动，名曰结，阳也。脉来动而中止，不能自还，因而复动者，名曰代，阴也，得此脉者，必难治。（此条订正）

此承上节申言结代之脉也，然必先明结代之义，然后可与明仲师之言。结者，如抽长绳忽遇绳之有结处，则梗塞而不条。代犹代谢，譬之水中浮沤，一沤方灭，一沤才起。雨后檐溜，一滴既坠，一滴悬空，离而不相续也。盖气未脱而停顿者，曰结。气中绝而更至者，曰代。心寄肺脏之中，资脾胃中气而生血液。胃中燥实，脾阳内停，则阳热上搏肺脏，而肺脏亦燥。上下俱燥，则心营不濡，脉道因而不调。本脏发为动悸，脉之来缓，至于时一止复来，譬之逐队偕行，中途忽有阻碍，而权时落后，此非不相续也，阻碍者为之也。脉来动而中止，更来小数，中有还者，反动，譬之潮入断港，为淤泥所折，及越之而过，其来倍捷，而其力较猛，此非不相续也，有折之者也。此二脉皆名曰结，故得此脉者，务清阳明之燥，以滋生血之源，而脉之结者调矣。若夫动而中止，不能自还，因而复动，正如孤云远逝，流水不归，卒然断至者，其气实不相续，故名之曰代。代者，甲去而乙承之也，夫气结复续，是为生阳，气出不续，是为死阴。然则结当为阳，代实为阴。名曰结，下"阴也"二字实为传写之误，得此脉者必难治，乃专指代脉言之，非统指结脉言之也。

曹氏伤寒发微卷第三

汉南阳张机仲景　**撰**

江阴曹家达颖甫　**释义**

武进丁济华、四明沈石顽　**校订**

阳 明 篇

问曰：病有太阳阳明，有正阳阳明，有少阳阳明，何谓也？答曰：太阳阳明者，脾约是也；正阳阳明者，胃家实是也；少阳阳明者，发汗利小便已，胃中燥实，大便难是也。

不识三阳之名义，不可与知病；不识三阳之病情，不足与论治。恽铁樵以最外一层释太阳，予常非笑之。夫太阳为最外一层，岂太阴为最里一层乎？脾为统血之脏，外主肌肉及四肢，而部分亦主腹，以腹为最里，似矣。然肌肉四肢并为血脉经络所系，恐不得概以最里名之。无怪自阳明以下，其名义俱不可通矣。盖太者，太初、太始之谓。阳则以发热言之。太阳之病，风寒袭于表，血液之温度抗于里，血热战胜，始发表热，故名太阳。犹太阴之病，寒湿由表内陷，血液之温度不能外抗而转少阳，血分不充始生里寒，故名太阴也。何谓阳明？明之言盛也。太阳表气不由汗竭，则肠胃不燥，当是时表热虽发，犹为未盛也，及肺脏之卫气、脾脏之营气，悉化为汗，胃中始病燥实，表热与里热一气，而热乃炽矣。故知阳明者，实壮热之变文，亦犹厥阴因手足厥冷而名为厥阴也。少阳者，寒热往来，虽病从燥化热，尚有时而解，其热固未甚也。从太阳水气则寒，从阳明燥气则热，不似阳明之独阳无阴，此正如少阴之阴盛则宜四逆，阳复则宜承气，不类厥阴之独阴无阳也，故名少阳。三阳之名义既悉，病之异同乃可得而辨焉。太阳阳明所以为脾约者，太阳部分外则为表，内则为肌，脾主肌肉，肌腠汗泄太过则脾气不濡而约，脾气不濡，则润泽不及于下，而肠胃燥，此其所以为太阳阳明也。胃中阳热直透肌肉，潮热日发，则胃中益燥，而胃家始实，此其所以为正阳阳明也。少阳之腑为胆，为三焦，三焦水道外散为汗，下行为溺，发汗利小便，伤其胃与大小肠之液，胃中消食之胆汁以涸而增益燥烦，于是燥屎结而大便难矣，此其所以为少阳阳明也。

阳明之为病，胃家实是也。

正阳阳明为胃家实，前条已详言之。盖寒沍于表，风袭于肌，则脾阳顿滞而不能食。新食不进，宿食不去，加以潮热日作，胃中之液，悉为潮热所夺，遂成燥屎。由是舌苔黄燥，大渴饮冷，中脘痛而拒按，阙上痛（《内经》以阙上属喉间病，此以气色言之也。若阳明燥气随经上入于脑，则阙上必痛，此予门人王慎轩亲验之），右髀有筋牵掣右膝外廉痛（此为予亲验得之），皆胃家实之明证也。

问曰：何缘得阳明病？答曰：太阳病，若发汗，若下，若利小便，此亡津液，胃中干燥，因转属阳明。不更衣，内实，大便难者，此名阳明也。

太阳病之传阳明，厥有三因，曰发汗，曰下，曰利小便。夫发汗则肌表病气当从汗去，不当反因汗而剧。或其人阴液本亏，不胜劫夺，或其人阳气本盛，易于化燥，则胃中津液衰耗于汗后，渴饮而转阳明，亦或于一汗之后，潮热不已而转阳明，此因汗而传者也。太阳下证极少，设不当下而下，标阳本寒同陷心下则为结胸。或标阳独陷，或表寒独陷，则为痞。甚或卫分阳气先伤于汗，营分阴气继伤于下，而心下所结，独存无气之湿痰，间亦有下利不止者。惟下后潮热为实，故有先用丸药下之，至自利后而仍宜大柴胡汤者。过经谵语为热、为内实，故又有先用丸药下之，至自利后而仍宜调胃承气汤者。此本在当下之例，以下非其法而病气仍留阳明者也。三焦水道与太阳相出入，随阳上升则为汗，水寒下降则为溺。惟上出有时复降，下行者不能自还，故有汗后胃中燥竭，津液当还入胃中。汗后液少不得小便，得小便利必自愈，此汗后津液当还之明证也。若利小便太过，虽膀胱水结易去，身之发黄易消，而津液既涸，胃必因燥增热，宿食不下，小肠大肠无所冲激，大便格而不下，此因利小便而转阳明者也。此太阳转属阳明，所以不离乎三因也。

问曰：阳明病外证云何？答曰：身热，汗自出，不恶寒反恶热也。

予前既言阳之为热，明之为盛矣。此节仲师答词，固即当解阳明为热盛之确据。身热与太阳之标热同，身热而汗自出，如逢炎暑，如近炽炭，则与太阳之标热异。人非肠胃中有实热，虽当暑令遇冰及井水，毛发为之凛然，无他，心有所畏忌也。至遇之辄喜，绝然无所违忤，甚至好风雨而畏晴日，饮寒泉而拒沸汤，则身中阳热，无可复加矣。盖必如是，乃谓之阳明矣。

问曰：病有得之一日，不发热而恶寒者，何也？答曰：虽得之一日，恶寒将自罢，即自汗出而恶热也。

问曰：恶寒何故自罢？答曰：始虽恶寒，二日自止，此为阳明病也。（此条订正）

此二节，申《内经》"一日太阳，二日阳明"之义。篇中一日二日，皆以一候言之，谓七日也。太阳伤寒本无热而恶寒，既而血热与外邪相拒，血热渐胜，因而发热。发热不已，因而汗出。夺其胃液，胃中燥实，因而恶热。二日恶寒自止者，言七日以上当传阳明也。按此二节，意味不深，合太阳篇"二三日阳明少阳证不见者为不传也"观之，理解方为充足。不然，太阳之病原自有从汗解后不更传阳明者，何所见病致两候恶寒自止而必传阳明乎？至如"阳明居中"三语，既与所问不符，又与下答词不接，即非后人伪撰，亦必他节脱文，于辨证无甚关系，当删剃之，知我罪我，听之而已。

本太阳病，初得时发其汗，汗先出不彻，因转属阳明也。伤寒发热无汗，呕不能食，而反汗出濈濈然者，是转属阳明也。

此节为不敢用麻桂者痛下针砭，以见畏葸太甚者之必遗后患也。予遇恶寒甚者，用麻黄、桂枝，轻者二三钱，重者四五钱，甚或一剂不愈，连服二剂者，一年中类此者常百数十证，迄未见亡阳之变。盖发汗必期透畅，然后肺与皮毛乃不至留郁恋余邪。若汗出不彻，时时发热，久乃有汗不解，津液日损，因而转属阳明。且其证呕不能食，与寒邪初犯太阳者同，发热亦同，惟汗出溅溅然者为独异，知邪传阳明之必由潮热矣。予尝由仲师所未言推阐之。伤寒，心下有水气，则为干呕；寒郁肌表，脾阳内停，则不能食。若病传阳明，则下燥上湿，津液被胃热蒸迫，悉化痰涎，胃热与湿邪抗拒，因而病呕。不能食者，胃中本有宿食，胃液因汗而耗，燥结不复下行，胃中壅阻，因不能食。由此观之，呕不能食同，所以呕不能食者异也。太阳标热虽盛，常欲拥被而卧，至一传阳明，则不欲近衣，发热同，而所以发热者异也。此条不过示初学以同中求异之法，使不误于疑似耳，若不于病理求之，则大谬矣。

伤寒二日，阳明脉大。（此条订正）

此亦申《内经》"阳明受之"之义也。二日即七日以上，与上节恶寒二日自止同例。此云"三日"，传写之误耳。脉为血管中含有动气者，里寒则见缩，故少阴寒证，脉见微细。里热则扩张，故证传阳明，脉见洪大，不独在足之跌阳、喉旁之人迎见大，即手太阴六部之脉亦大。计其时日，皆当在七日以上，虽然此亦指冬令伤寒言之耳，若春日皮毛渐开，传热较易，则为日亦少。至于夏秋间温病，更有朝见太阳而日中即传阳明者，尤不可以常例论之。自来注家不明一日之为七日以上，反谓《内经》传经期日为不足据，张隐庵又强为之说，以为正气相传而不关病气。夫正气之不受病者，一日之中何经不达？不知何者为传，皆梦呓也。

伤寒脉浮而缓，手足自温者，是谓系在太阴。太阴者身当发黄，若小便自利者，不能发黄。至七八日大便硬者，为阳明病也。

伤寒转系阳明者，其人濈然微汗出也。

太阳表解未彻，留着肌理，即见浮缓。浮为风，缓属足太阴脾，此与中风之证脉见浮缓正同。手足自温，即发热有汗恶风之证也。肌肉内应于脾，故曰系在太阴。风与湿交阻于肌理，则身当发黄。《金匮》云湿家身色如熏黄，是其明证，惟小便自利则湿从下泄，故不能发黄。按：《内经》阳明标阳而本热，标阳者即太阳之标热，本热者乃胃底之胆汁，胆汁不能容涓滴之水，惟赖肝液以濡之。若汗泄太过，胃乃生燥，然阳明中气实为太阴，阳明不从标本而从中气，中气化燥则大便硬而转属阳明，不化燥则脾家实而腐秽当去，故此条亦见"太阴篇"中。但转系阳明亦必待濈然汗出，否则七八日当传阳明之期，不惟大便不硬，抑且暴烦下利而见太阴湿证。惟此下利与汗出同，一泄之后即无余病，故虽日十余行而必自止也。

阳明中风，口苦咽干，腹满微喘，发热恶寒，脉浮而紧。若下之，则小便难也。（此条订正）

此节上下两"腹满"字，必有一衍文，玩"则腹满"，"则"字之义，似腹满见于误下之后，未下时不应腹满，然非腹满，医

127

者何因而误下，此必后之"腹满"字当衍文也。所以为阳明中风者，太阳初转阳明，必有潮热，邪风闭遏皮毛，肺气不舒，因而微喘。肌表同病故发热恶寒，湿热不从汗解，流入太阴部分，因而腹满。阳明燥热，迫胃中胆汁上抗，因而口苦咽干。皮毛不开，故脉浮紧。若以腹满之故，疑为阳明内实，妄行攻下，水液一下而尽，小便遂难。况湿邪黏腻渗入膀胱，尤难疏泄。盖此证宜桂枝麻黄各半汤，或大青龙汤之表里双解，俾风湿由汗而解。设中脘不运，更为斟酌下法以去内实，此亦先解其表后攻其里之意也。

阳明病，若能食，名中风；不能食，名中寒。

阳明之为病，以潮热为验。潮热若汗出而肌表虚，风固能中之，寒亦能中之。但风气散，散则脾阳不受阻遏，胃中能磨水谷，所以能食者，胃中暖故也。寒气凝，凝则脾阳内停，胃底肝胆之液不能消谷及水，所以不能食者，胃中冷故也。张隐庵注中寒之中读平声，谓阳明中见之气虚寒，殊不必。

阳明病，若中寒者，不能食，小便不利，手足濈然汗出，此欲作固瘕，必大便初硬后溏。所以然者，以胃中冷，水谷不别故也。

阳明者，热盛之变文，至于中寒，则外阳而内阴，表热而里湿，阴寒凝沍则机发内停。不能食者，脾不引，胃不磨也。寒湿下注则水道腐秽，小便不利者，上污浊下黏滞也。寒湿在里逼浮阳而外泄，故手足濈然汗出。濈然者，微出沾渍而不挟蒸气也。寒湿渗入肠胃，由脐下痛引少腹，因作固瘕。固瘕，即俗名白痢，黏腻凝结如胶痰状。设令外见潮热渴饮，阙上痛，夜不安寐，不大便诸证，亦当以大承气汤下之，然所以下之物，有时初不见粪，但有黏腻之白物，甚有下至二三次而始见粪者，予尝治四明胡姓亲见之。若但见腹痛下重而时出白物一滴，直四逆汤证耳。但以上二证皆已成固瘕之候，若欲作固瘕而未成者，大便必初硬后溏。大肠禀阳明之燥，中脘受太阴之湿，设攻其下燥，中脘之湿必且随之俱下，不急温之，恐浸成寒湿下利矣。

阳明病，初欲食，小便反不利，大便自调，其人骨节痛，翕翕如有热状，奄然发热，濈然汗出而解者，此水不胜谷气，与汗共并，脉紧则愈。

阳明病，初欲食，既非胃中水谷不别，断无黏腻之湿邪渗入膀胱，则小便当利，大便当燥。其人骨节反痛，此风湿相搏之证也。夫湿痹之证，关节疼烦而痛，小便不利，大便反快者，则但当利其小便。若风湿相搏，骨节疼烦掣痛，不得屈伸，近之则痛剧，汗出短气，小便不利，恶风不欲去衣者，则当用甘草附子汤以发其微汗，小便不利，大便反快者，湿趋于下，故宜从膀胱以泄之。同一小便不利而湿流于关节，故宜从腠理以泄之。此证"小便不利，大便自调，骨节痛"与"小便不利，大便反快"之证略相似。然则仲师何不言当利小便，曰此可以片言而决也。反快云者，水湿有直趋下游之势，自调不过润下而已，非有暴迫下注之状也。水气不下陷，其势犹能外泄，故当有热状，翕翕外浮，奄忽之间发热汗出而解者。但仲师所谓"此水不胜谷气，与汗共并，脉紧则愈"三言，向来注家，多未了解，不得不略为分析。盖水气属卫，行脉外而达皮毛；谷气属营，行脉中而发腠理。营气胜于卫气，则脾阳内动，汗当由肌出表。营气胜故内外相持而脉紧，此正如太阳病之脉浮紧，营气方盛，病邪在表，不难一汗而愈也。

阳明病，欲解时，从申至戌上。

日昃而阳衰，阴气乘之，地中水气为天阳蒸迫，阳盛之时不能升越，必待阳衰而始见。观夏令暑雨，多在日斜之候，即晴日村落雾霭之气，亦多在傍晚，此可见申至戌上乃太阴湿土当旺之时。张隐庵以为阳明所主，此真为古人愚，殆不啻桃梗土偶之冥顽不灵矣。盖热盛之证，遇阴气而始解，故阳明欲解时，从申至戌上，故有热发于申至戌上者，皆太阴病也。《金匮》云"病者一身尽疼，发热日晡所剧者，此名风湿"是为明证。或言"日晡所"本篇两见，一为"吐下后，五六日至十余日不大便，日晡多发潮热。"一为"病人烦热汗出则解，又如疟状。日晡所发热者，属阳明。"似申至戌上，实为阳明主气。不知阳明热证，得日晡所阴气当解，而反剧者，自非"本有寒湿，得微阴而增重"，必"肠胃燥实，而反抗之力强也"。然则阳明主气，其在巳至未上乎（大凡阳明证，日中必剧，其反见形寒者，并宜温药）。历来注家泥于干支生克，而不明天人相感之理，故特表而出之。

阳明病，不能食，攻其热，必哕。所以然者，胃中虚冷故也。（此条订正）

阳明胃腑，受病于寒湿，以致脾胃不磨，水谷不化。此时阴盛则病进，而为"寒湿下利"之四逆证。阳回则病退，而为"潮热，便溏，胸胁满"之小柴胡汤证。若以汗出热重而漫投白虎或葛根芩连以攻其热，则胃中微阳为阴寒所锢，必且格拒上出，遂病呃逆。盖不能食者，胃中本自虚冷，今更迫之以寒药故也。夫胃中虚冷者，饮水犹病呃逆，岂能更容寒药。若得此证，非用大剂四逆、理中合吴茱萸汤，以驱寒而止呃，致胃中寒湿宿垢下陷太阴，甚或一转而成腹满加哕之死证，此其不可不慎也。"以其人本虚"二句，似属编纂者注文，当删去之。

阳明病，脉迟，食难用饱，饱则微烦，头眩，必小便难，此欲作谷疸。虽下之，腹满如故。所以然者，脉迟故也。

胃底肝胆之液，并能消谷，若胃中虚寒，肝胆之液不足，则其脉必迟。迟者，虚寒之脉也。"太阳篇"云：脉数者当消谷。为其禀肝胆之气也。夫数为客热，尚然不能消谷，何况乎迟？以故食难过饱，饱则气壅湿聚而生内热，气逆于上，则为头眩。湿壅于下，则小便难。此寒热不食，食即头眩，心胸不安，所以久久发为谷疸也。加以小便既难，其腹必满，此证非去其寒而行其湿，虽下以茵陈蒿汤，其腹满当然不减，窃意当于茵陈蒿汤内加重生术、生附以行之。所以然者，则以胃虚脉迟，中阳不运，非如胃实之谷疸，脉见滑大者，可以一下而即愈也（此条并见《金匮》）。

阳明病，法多汗，反无汗，其身如虫行皮中状者，此久虚故也。

病至热盛，迫胃中津液由肌理外泄，法当多汗，故阳明为病，常以潮热为外候，而反无汗者，里虚故也。无汗而如虫行皮中，汗欲出而不得出者，里虚而表亦虚也（风湿证服防己黄芪汤亦然，表虚故汗不易出也）。盖阳明多气多血者，皆由水谷入胃蒸化，血多则汗自出，虚则分肉不热，卫阳不达，故汗欲出而不得，如虫行皮中也。此证宜防己黄芪汤中略加麻黄，使汗从皮中外泄则愈。

阳明病，反无汗，而小便利，二三日呕而咳，手足厥者，必苦头痛。若不咳不呕，手足不厥者，头不痛。

阳明病，但头眩，不恶寒，故能食而咳，其人咽必痛。若不咳者，咽不痛。

阳明胃腑含厥阴肝液、少阳胆液，以为消融水谷之助，此说发于近代西医。然仲师《伤寒》《金匮》中，往往含有此意，惜注家未有发明耳。夫阳明之病反无汗而小便利，则湿消于下而热郁于胃（肝与胃同部）。胃中有热，则肝阴伤而胆火盛，肝阴伤则手足厥，胆火盛则上逆而病呕与咳。胆火上逆，窜于脑部，则病头痛，此柴胡龙骨牡蛎汤证也（俗名肝阳头痛）。盖厥而呕者，火上逆则为头痛，火下行则便脓血，其证异，其理同也。若但头眩不恶寒，为胃中有热而胆火独盛。胆汁能消水谷，故无水谷不别之变而知饥能食。胆火上逆冲激肺部，故其人咽痛，但欲清炎上之火，必当引热下行，此大黄黄连黄芩汤证也（俗名木火刑金）。若失时不治则其喉必痹（俗名喉痈），否则亦必待便脓血而后愈（"厥阴篇"咽中痛者其喉为痹，便脓血者其喉不痹）。所以然者，阳明热甚则肝阴伤，肝为藏血之脏，肝虚于上，而脓血便于下，所谓"铜山西崩，洛钟东应"也。

阳明病，无汗，小便不利，心中懊憹者，身必发黄。

阳明病，被火，额上微汗出，而小便不利者，必发黄。

发黄有数证：一为发汗太过，劫血液外泄皮中，隐隐见黄色；一为风湿内阻，身如熏黄；一为阳明之燥已成，太阴之湿未化，而为湿热内实之发黄；一为胆汁外溢，郁于皮里膜外，而成阳热无实之发黄。若汗不外泄，小便不利者，则为水郁之发黄，即因火熏而额上微汗，而余证依然不减，其为水郁之发黄如故也。夫注凉水于杯中，虽累月而莹洁如故，易之以沸汤，数日已变黄色矣。所以然者，为其曾受阳热蒸化也。是故发热之人，小便必黄。湿郁于表，身疼发热，其面亦黄。今太阳水气既不能外泄于皮毛，又不能下出于肾膀，复为阳明之热上下交迫，则水湿之变为黄色者，留着于皮毛之内，而一身发黄。但表里不通，阳明胃热郁结心下，而心中为之懊恼。得此证者，惟栀子豉汤足以清里而达表。若不解，则宜栀子厚朴枳实汤，使热从下泄而黄自退，要未可以发汗利小便之治治之也。

阳明病，脉浮而紧者，必潮热，发作有时。但浮者，必盗汗出。

此节以近似之脉，示人以虚实之辨也。阳明之脉，滑大为正，而浮紧者少。滑大而实者为正，但浮者则尤少，此太阳阳明合病之脉证也。夫寒邪初犯太阳，则其脉浮紧，此时营气方盛，足以拒外邪而不纳，故浮而见紧，即可为营血未衰之证。故同一太阳阳明合病，正有水不胜谷气，一见紧脉，即奄然发热、溅然汗出而解者，以浮紧为营气出表之脉故也。夫营气强而脉紧，虽不能汗出而解，必有潮热，而发作必在日晡所，足太阴脾当旺之时。所以然者，以脾主肌肉，当旺时而腠理始开也。至如但浮而不紧，则营气弱矣。营气弱者，不能作潮热，故当卧寐之时，营气适行于阳，即为盗汗。潮热者，桂枝汤主之，此卫不与营和，先其时发汗之例也。盗汗者，桂枝加龙骨牡蛎汤主之，此《金匮》"虚劳篇"治亡血失精之例也。

阳明病，口燥，但欲嗽水，不欲咽者，此必衄。

阳明之热，结于中脘，则为燥屎。结于大肠，则右髀筋缩，牵掣右膝外廉而不良于行。由中脘上熏于脑，则阙上痛，甚则满头皆痛。凡此皆实热为病，宜大承气汤急下之证也。若内无实热，阳热独盛于上，则其气随经而入脑。脑中热，则气由上颚下迫而口为之燥。燥气不涉中脘，故但欲嗽水而不欲咽。脑中热则颅骨缝开，血从阙上下注鼻孔而为衄。今人于鼻衄之时，额上沃以凉水，其血立止，此即额上骨缝遇凉即合，遇热则开之明证。惟暴病见此证，与汗出同，热随血泄，当可一衄而愈，不似久病之人，兼见胸满唇痿、脉微大来迟者，为有瘀血之桃核承气证也。

太阳病，本自汗出，医更重发汗，病已瘥，尚微烦不了了者，此必大便硬故也。以亡津液，胃中干燥，故令大便硬。当问其小便日几行，若本小便日三四行，今日再行，故知大便不久出。今为小便数少，以津液当还入胃中，故知不久必大便也。

此节当属太阳证，发端便言阳明病者，实编纂者以此条在"阳明篇"而改窜之也。太阳之为病，除太阳伤寒外，往往见发热汗出之证，则自汗出原不定属阳明，况既属阳明热证，重发其汗，必且昏不知人，岂有发汗而病反瘥之理？曰重发其汗已瘥者，明其为太阳病也。曰尚微烦不了了者，明其为太阳之表已解，而尚有余邪未彻也。夫既为太阳病后余邪，则当仍于太阳求之。盖太阳寒水发于皮毛肌腠者为汗，而出于肾膀者为溺，之二者皆取资于胃中水液，水液散之则易耗，养之则易复。故"太阳篇"云：凡病若发汗，若吐，若下，若亡血、亡津液，阴阳和者，必自愈。又云，大下后，复发汗，小便不利者，亡津液故也，勿治之，得小便利必自愈。今以自汗之证而重发其汗，则胃中津液既少，必不能由小肠下润大肠，而大便因燥。设遇此证，当以小便多少为验。若小便本多而今少，则水饮所入，当由胃输入小肠、大肠，大便虽硬，不久亦能自下。此证无潮热，无谵语，无满头痛，不见阳明证象，虽不大便，亦无所苦，盖亦勿治之必自愈之例也。愚按：列此条于"阳明篇"中，实为下三不可攻起例。本条要非正文，读者勿误认为阳明可也。

伤寒呕多，虽有阳明证，不可攻之。

此上湿下燥之证，必当先治其呕，而后可行攻下，盖即《金匮》"病人欲吐者，不可下之"之说也。胃中郁热上泛，湿痰壅于上膈，便当用瓜蒂散以吐之。胃中虚气上逆而胸满者，则吴茱萸汤以降之。否则无论何药入咽即吐，虽欲攻之，乌得而攻之，故必先杀其上逆之势，然后可行攻下。予每遇此证，或先用一味吴茱萸汤，间亦有肝胆郁热而用萸连汤者，呕吐既止，然后以大承气汤继之，阳明实热乃得一下而尽。须知"有阳明证"四字，即隐示人以可攻，若不于无字处求之，但狃于胃气之虚，视芒硝、大黄如蛇蝎，真瞌睡汉耳。

阳明病，心下硬满者，不可攻之。攻之利遂不止者死；利止者愈。

此证有虚实寒热之不同，必详辨脉证而后可定攻与否，盖即"太阳篇"结胸、脏结之证也。"太阳篇"云，脏结无阳证，不往来寒热，其人反静，舌上苔滑者，不可攻也。盖脏结之心下硬满与结胸同，而结胸一证，则由中风误下。风为阳邪，阳邪内陷易于化燥，水从燥化则为痰涎，故宜芒硝、大黄以通肠胃，甘遂以达痰，于是有大陷胸汤之攻下法。甚者燥热挟痰上阻肺气，于是并有加葶苈、杏仁于大陷胸汤内，而为大陷胸丸之攻下法。然惟热结在里，往来寒热者，乃可攻之。是故阳浮于外，脉见浮大者不可攻。结胸证悉具，外见烦躁者不可攻，为其孤阳外浮如油灯之垂灭，非渐加膏油，浮阳将不归其根。此时用大剂熟附子以收之，尚恐不及，奈何更行攻下乎？盖心下硬满之不可攻，原不独为脏结无阳证也。但脏结异于结胸者，一为不往来寒热，一为不烦躁而其人反静。结胸证虽不言舌苔何状，但以脏结证，舌上苔滑求之，则结胸证阳热在里，舌上之苔亦必黄厚而燥。然则本节所谓攻之利遂不止而死者，自非阳浮于外之结胸证，必阴寒在里其人反静之脏结证也。阳浮于外则一下而里寒益甚，阴寒在里则一下而清阳不升，利将何自而止乎？惟此节易当于言外领悟，观"利止者愈"四字，即隐示人以心下硬满之证，实亦有可攻者。向使心下硬满必不可攻，不独大陷胸汤丸并为赘设，而寒实结胸之白散，心下痞硬满、干呕短气之十枣汤，概无可用矣，此岂仲师之意哉？

阳明病，面合赤色，不可攻之。必发热，色黄，小便不利也。

此节"太阳篇"二阳并病之证也。"太阳篇"云："汗先出不彻，因转属阳明，续自微汗出，不恶寒。"若太阳病证不罢者，不可下，下之为逆，如此，可小发汗。设面色缘缘正赤者，阳气怫郁在表，当解之熏之。盖此证不惟表热无汗，两太阳穴必痛，或用麻杏石甘汤表里双解，或并用药汁烧沸取下，俯首药甄之上，蒙衣物而熏之，则表汗出而头痛愈矣。若阳郁于表而反攻其里，于是汗液欲从外泄者，反挟表阳内陷而成湿热。夫水以清洁而流，流则小便利，小便利者，不能发黄。湿以胶黏而滞，滞则小便不利，小便不利者，故热郁而发黄。设因误攻而见此证，欲救其失，惟茵陈五苓散差为近之。若湿热太甚者，栀子柏皮汤亦当可用也。

阳明病，不吐不下，心烦者，可与调胃承气汤。

调胃承气汤方

芒硝半斤，甘草二两（炙），大黄四两（去皮，清酒洗）。

上以水三升，煮大黄、甘草，取一升，去滓，内芒硝，更上微火煮令沸，少少温服之。

不吐不下，似胃气尚和，然不吐不下而见"不恶寒反恶热，濈然汗出"之阳明病，则胃中已燥。胃系上通于心，胃中燥热，故心烦。恶人多言，不耐久视书籍，不欲见生客，似愠非愠，似怒非怒。烦出于心，而所以致烦者，则本于胃中燥热。故见此证者，譬犹釜中沸水，釜底之薪不去则沸必不停，此其所以宜调胃承气汤也。独怪近人遇此证，动称邪犯心包，犀角、羚角、至宝丹等任意杂投，卒至胃中燥热，日甚一日，以至枯槁而死，可哀也已。

阳明病，脉迟，虽汗出不恶寒者，其身必重，短气，腹满而喘，有潮热者，此外欲解，可攻里也。手足濈然汗出者，此大便已硬也，大承气汤主之。若汗多微发热恶寒者，外未解也。其热不潮，未可与承气汤。若腹大满不通者，可与小承气汤微和胃气，勿令大泄下。

大承气汤方

芒硝半斤，大黄四两（酒洗），枳实五枚（炙），厚朴半斤（炙，去皮）。

上四味，以水一斗，先煮枳、朴，取五升，去滓，内大黄，煮取二升，去滓，内芒硝，更上微火一两沸，分温再服，得下，余勿服。

小承气汤方

大黄四两，厚朴二两，枳实三枚。

上三味，以水四升，煮取一升二合，去滓，分温二服。初服汤当更衣，不尔者尽饮之，若更衣，勿服。

脉迟为胃中虚寒，前于食难用饱条内，已略言之，特其意尚有未尽，不得不更申前说。盖胃中谷气，实为生血之源。胃所以能消谷者，胆汁实为主要。胆火随卫气而动，卫气昼行于阳，自下而上，由三焦还入于胃则能食，由心而入脑则思虑强。夜则行于阴，自脑渐降，则思虑少；由胃而下入于肾，故不饥不渴；由肾而入膀胱，故小便多。黎明则达于宗筋，故宗筋强。浃晨而起，小便一泄，其热乃又随卫阳而上出。少年多欲之人，往往饮食锐减，思虑恍惚者，皆由夜行于阴之时，伤其胆火故也。脉中营气视血为强弱，胆火盛而纳谷多，富其生血之源，故脉数，胆火虚而纳谷少，生血之源不足，故脉迟。人之一身血为最热，血分充，故里温，迫水气外泄而其体轻（能食壮盛之少年，往往多汗，能日行数十里而无倦容）。血液虚，故里温不胜水气，水气留着肌理而其体重（老年食少，肌肉枯燥无汗，故好眠睡。少年虚羸者，面无血色，皮毛不泽，故亦不能动作。垂死之人，分肉不温而生阳绝，故重如铁石）。故病者因胆汁不能消谷，损其生血之源，于是因血虚而脉迟，虽汗出而不恶寒，病机渐入阳明，而汗出不彻，其身必重。此证若恶风而见浮脉，即为防己黄芪汤证。但见短气腹满而喘，外有潮热，即阳气有外达之机，可用桂枝加厚朴杏仁以助之，所谓"喘家用桂枝汤加厚朴杏子佳也"。惟外已解者乃可攻里，但令手足濈然汗出，则胃液悉化为汗，不复下行滋溉，肠中大便已燥，乃可以大承气汤攻之。若汗多而微见发热恶寒，其外未解，犹为麻杏石甘汤证，承气汤不中与也。若腹大满不通，不得已而用下法，亦不过用小承气汤而止。言外可见，大便略通并小承气汤亦可不用，近人于此证不识为太阴阳明合病，名之曰湿温，舍苍术白虎汤一方外，更无余事。曾亦知表气不达，湿留肌腠者，有时当从汗解乎。又其下者，反用生地、石斛等滋阴之品，锢其表汗，汗液结成细菌，名之曰白痦，虽未必致人于死，亦太多事矣。予治病虽少，然二十余年未见有发白痦者，亦可信医家制造之别有专长也。

　　阳明病，潮热，大便微硬者，可与大承气汤，不硬者不可与之。若不大便六七日，恐有燥屎，欲知之法，少与小承气汤，汤入腹中，转矢气者，此有燥屎也，乃可攻之。若不转矢气者，此但初头硬，后必溏，不可攻之，攻之必胀满不能食也。欲饮水者，饮水则哕，其后发热者，必大便复硬而少也，以小承气汤和之。不转矢气者，慎不可攻也。

俗语有之"肺腑而能语，医师面如土"，言内脏之未易臆断也。故近代医家每有试药之法，审断不确，先用轻剂以尝之，辨证既精，然后改用重剂，虽未免徘徊观望，然亦慎重生命之道也，此节实即试药之法。盖阳明为病，惟热发而汗泄者，方可与论大便之燥实与否，而后攻之以大承气。若但有潮热而大便不坚，未足言攻下也。不大便六七日，似可以攻下矣，然肠中燥实与否，尚未可定，而必先用小承气以尝之。服药后，肠中苟已燥结，大便当下不下，而但转矢气，则燥实显然，然后用大承气汤可以一下而愈。若不转矢气，而大便初硬后溏，虽外见阳明之燥，中实含太阴之湿，以里湿之证，又经妄下，甚之以虚寒，则湿之所聚，腹必胀满。胃气虚寒，食入则吐，下湿上燥，渴欲饮冷，入咽即病哕逆。后文所谓"胃中虚冷不能食者，饮水则哕"，即此证也。得此证者，吴茱萸汤主之，用吴萸以温厥阴肝脏，即所以和渗入胃底之胆汁，兼用人参、姜、枣以救胃气虚寒，则胃寒去而哕逆平矣。设嗣后仍见潮热，必其大便当燥，仍宜用小承气汤试之，以观其转矢气与否。若转矢气，方可用大承气汤以攻之，否则胃寒哕逆之证，不免复作。此亦前车之覆、后车之鉴也。须知和之者为小承气，攻之者为大承气。张隐庵以慎不可攻，属小承气说，直谵语耳。

夫实则谵语，虚则郑声。郑声者，重语也。直视、谵语、喘满者死；下利者亦死。

语言之发，必经思虑而后出。心之元神藏于脑，凡有思虑，心为主而脑为役，是故事关探讨，则仰首而神凝，暴受惊恐，则颠眩而神昏。明乎此，然后可与言郑声、谵语之理。本条云，夫实则谵语，虚则郑声，郑声者，重语也，直视、谵语、喘满者死，下利者亦死。张隐庵以为因虚而致谵语即郑声，并谓此下十二节，皆论谵语而不言郑声。当知郑声即谵语之重复，此特就本书推测言之，其理固未明也。夫热郁则邪实，病久则正虚，固当有一病而兼见谵语、郑声者，固不得谓何证当见谵语，何证当见郑声也，故下文但举谵语而不言郑声。盖脑为清窍，胃中郁热秽气上蒙，则闻见多妄。脑为神舍，久病虚羸，精气耗散，则游魂不归，故卧榻之旁，忽见有鬼出入，或骤见刀兵水火，或途遇蛇虎相逼，似梦似醉，惊呼叫号，是为谵语。或忽在通衢，忽浮大海，恍惚迁变，一时欲归不得，口中呶呶不休，是谓郑声。要知阳明化燥，惟精气壮实者，或但见谵语而不见郑声。然至病延八九日外，神气外浮，恐亦有魂游墟莽之象。若不急下，往往枯槁而死，甚可痛也。惟见此证者，要亦不能无辨，均之虚也。生死之间，若死与梦，人方卧寐，神魂从泥丸出，日有所思而梦见之，即日无所思而梦亦见之。然稍有惊觉即神返其舍，生气存焉耳。人之将死也，神魂亦从泥丸出，营营而上浮，忽忽乎远逝，如叶之脱，如烟之散，则一去而无归矣。故同一神不守舍，不自约束之谵语、郑声，关于阳热上熏者，是之谓逼，去其所逼而反本有余。关于精气内夺者，是之谓脱，固其所脱，而犹恐不及。是故阳将上脱则直视谵语而喘满，阴液内亡则直视谵语而下利。之二者，不下亦死，况经妄下？临证者，不可不慎也。

阳明郁热上熏于脑，脑中燥热，目系强直，神经昏乱则直视而谵语，但见此证而并见喘满，或下利者，何以知其为必死？盖直视谵语，原为胃中燥实之证，直视谵语而一时并见喘满，则胃中阻隔，吸入之气，至中脘而止，不能下达丹田，吸入之气与呼出之气并居，肺不能容，为喘满。其为当下，较然无可疑者。然《金匮》有言："吸而微数，其病在中焦，实也。下之则愈，虚者不治。"又曰："在上焦者其吸促，在下焦者其吸远，此皆难治。呼吸动摇振振者，不治。"夫在上焦者其吸促，为肺虚气弱；在下焦者其吸远，为肾虚不能纳气，皆因中焦正气之虚而推广言之。惟呼吸动摇振振，为气虚形脱之确证，而为三证所同。然则喘满之所以必死者，亦当有此虚象。按：暴病之人，胃有宿食，妨其呼吸，一下而其气即调。至于久病虚羸，呼吸之间，肩背俱动，形气不能相保，不下固不免于死，然骤然攻下，胃中宿食方动，而气已上脱矣。此直视谵语而兼喘满者，所以为必死之证也。《金匮》云："下利谵语者，有燥屎也，小承气汤主之。"盖非胃中燥实，胃热不上攻脑部，断不至神识昏迷而发谵语，虽在下利，其为当下无疑。然何以同一谵语加之以直视即为死证？盖直视在太阳温病条内，为误下液亏，火逆上盛，目系强急之证，今乃未经攻下，阳明燥气业将内脏津液熏灼殆尽，并脑中目系俱燥，加以协热而利，迫水下泄，则肠胃必无余润，虽于攻下药中加入生地、石斛、麦冬、玉竹润燥之品，正恐一杯之水不救车薪。明知不下必死，其如下之不动何？此直视谵语而兼下利者，所以为必死之证也。

发汗多，若重发汗者，亡其阳。谵语，脉短者死；自和者不死。

"太阳篇"云，"发汗后重发汗，必恍惚心乱"。又云"伤寒脉浮，以火迫劫，亡其阳，必惊狂"。所以然者，汗大出而阳气暴张，心神不能自持，脑部一时昏眩，不甚则恍惚心乱，甚则发为惊狂。恍惚心乱即谵语所由来，惊狂又不止，谵语矣。但同是发汗亡阳之谵语，何以脉短即死，脉自和者不死？且因发汗而亡阳谵语者，脉何以有短与自和之别？此不可不深究者也。盖汗与血同源而易致，故亡血者不可发汗，衄家不可发汗，发汗则其血亦虚。脉短者，血虚之明证也。阳浮于外，惟里阴充足者，阴气外接，犹得渐归之根。若阳越于外，阴竭于内，阴阳两竭，能久存乎？此脉自和者所以不死，脉短者所以不免于死也。

伤寒，若吐若下后，不解，不大便五六日，上至十余日，日晡所发潮热，不恶寒，独语如见鬼状。若剧者，发则不识人，循衣摸床，惕而不安，微喘直视，脉弦者生，涩者死。微者，但发热谵语者，大承气汤主之。若一服利，止后服。

发端但言伤寒，以太阳病恶寒无汗言之也。伤寒将传阳明，则上湿而下燥，是故寒湿壅成痰涎，胸中痞硬，气冲咽喉而不得息，则有瓜蒂赤小豆散以吐之。内实者，调胃承气汤以下之（此条言太阳正病，凡大柴胡、桃核承气、泻心、陷胸诸汤，皆不在此例）。而太阳病依然不解，不大便五六日，上至十余日，则业经二候，日晡所发潮热不恶寒，病状已转属阳明，加以独语如见鬼状，其为谵语无疑，俗所称"热病似祟"也。但病有微甚，轻则谵语，剧则发狂。即不发狂而热邪暴张，充塞脑部，蒙蔽清窍，一发即不识人。心气恍惚，则循衣摸床，惕而不安；阳热上逼于肺，则为微喘；上逼于脑，则为直视。但直视有二：一为枯燥之直视，譬之卉木枝条，荣茂则柔，一经枯槁则挺而不屈；一为暴迫之直视，譬之草上青虫，任其游行则曲折蜿蜒，执其一端，则一端不能屈矣。目系为脑部神经之一，脉之所属，固当按脉以决死生。弦与紧相类，以有所逼迫而营气外出之象，如"衄家发汗，脉紧急，直视不能眴，"可证也。阳气暴菀于上，脉中血液随阳而上菀，则内脏阴液尚存，一经去其胃实，便当引阳气下行，血之菀于上者，亦且随之而降，故脉弦者生。润泽为滑，枯燥为涩，涩为里虚。本篇"谵语，潮热，脉滑而疾，服小承气汤，明日不大便，脉反微涩，为难治"，可证也。内脏阴液已竭，则暴出之热邪，循阳络上迫于脑者，为厥阳独行，而目系之不转为枯燥。此时虽欲下之，譬之枯港行舟，风帆虽利，其如不动何哉？故脉涩者死。设不大便十余日，但见潮热谵语，而无不识人、循衣摸床诸危证，则内实显然，阴液无损，直可决为大承气汤一下即愈之证，不必更尽三剂，此非慎于药，良由病轻故耳。

阳明病，其人多汗，以津液外出，胃中燥，大便必硬，硬则谵语，小承气汤主之。若一服谵语止者，更莫复服。

阳明为病，法当多汗，为其热盛也。水气外泄则胃液内燥，不能由小肠渗入大肠，而大便因硬。燥气上蒸，则脑中清窍蒙翳，发为谵语。此证不因吐而起，内脏精气未伤，故攻下较易，更不需大承气汤，即改用小承气一服而谵语止，即不妨弃其余药，盖以视前证为尤轻故也。张隐庵概以诚慎目之，愚哉。

阳明病，谵语，发潮热，脉滑而疾者，小承气汤主之。因与承气汤一升，腹中转矢气者，更服一升，若不转矢气，勿更与之。明日不大便，脉反微涩者，里虚也，为难治，不可更与承气汤。

内脏有所停蓄，则其脉滑，是故上膈有湿痰者滑，妇人妊娠者滑，肠胃宿食不去者滑。《金匮》"宿食篇"云："下利，脉滑者，当有所去，大承气汤主之。"即此例以推之，则脉滑之可攻决然无可疑者。然则阳明病，谵语发潮热，脉滑疾者，何以但言小承气汤主之？盖谵语为大便必硬之证，大便之硬为小承气汤的证，然犹必稍稍予之，以验转矢气与否。若转矢气续进一升，大便即当自下；若不转矢气，而脉反微涩，则肠内津液本虚。此节即上脉涩则死之证，为虽欲攻之而不欲动也。愚按：大便欲行，则脉当跳动，上出鱼际，断无大便欲行，而脉反见涩之理。脉反微涩者，肠内绝无余润，燥矢结如羊矢马粪者，一如顽石之不转。曰"不可更与承气汤者"，言无济也。治之者，用皂矾半斤开水泡，倾入净桶，乘热坐于其上，其气由肛门熏入，肠内燥矢必化水而下。尝见乡人忌邻家肥田之粪，投皂矾于粪池，一夕悉化为水。苟能依法用之，或能于不治之证，救活一二，盖亦莫大功德也。

阳明病谵语有潮热，反不能食者，胃中必有燥屎五六枚也，宜大承气汤。若能食者，但硬耳。(此条订正)

　　阳明病而见谵语潮热，其大便必硬，断未有腑气不通而能食之理，然则仲师何以言反不能食？曰此仲师之失辞，不可为训者也。原其意旨，不过谓潮热之时，胃中宿食，或乘未经燥实而下行，则肠实胃虚，当不至恶闻食臭。今反见食而饱懑，或稍稍纳谷而胀痛，则胃中宿食，必因津液外泄，化为臭秽坚实之燥屎，欲下入小肠而不得，自非用大承气汤以攻之，病必不除。若稍稍进糜粥，亦无所苦，此即谓之能食。虽潮热谵语，不过肠中便硬，胃气固无损也。此盖为小承气汤的证，故予谓"宜大承气汤"五字，当在"五六枚也"下，今在"但硬耳"下，实为传写之误。张隐庵乃于有燥屎者，反谓"不可下，能食"，而但有便硬之证者，反谓宜大承气汤，颠倒谬误，贻害不浅，特订正之（玩"但"字、"耳"字，语气极为轻，"必"字、"也"字，语意极为郑重。宜大承气汤究竟当属何证通？人皆当辨之，独怪陈修园每作张氏应声虫，并谓不敢妄言错简，愚哉）。

　　阳明病，下血谵语，此为热入血室，但头汗出者，刺期门，随其实而泻之，濈然汗出则愈。

　　厥阴少阳与阳明合病，病发于厥阴之燥，肝液不能养胆，致胆火消水与食留为胃病，予于《金匮》"消渴"见之。病发于阳明之燥，伤及厥阴，胆火内动，迫血妄行，累及肝经，予于"厥阴便脓血"及本条谵语下血见之。盖肝胆与胃同居中部，故肝胆余液为胃中消水谷之助。阳明邪热上逼，则肝阴虚而胆火盛，胆火盛则挟胃中燥热上迫脑部，因而谵语。血室即胞中血海，血得温则行，遇寒则凝，肝阴虚而胆火盛，胆胃阳热窜入血室，逼血横行，因而下血。但头汗出者，胆胃之热独行脑部故也。期门为肝穴，在乳旁一寸，刺期门实所以泻胆火，但令胆火微泄，杀其横出之势，其气乃还归中部，与胃中津液并居，于是胃中津液外泄，濈然汗出，还见阳明本象，而下血谵语止矣。

汗出谵语者，以有燥粪在胃中，此为风也。须下之，下之愈，宜大承气汤。过经乃可下之，下之太早，语言必乱，以表虚里实故也。（此条订正）

阳明为病，法当多汗，津液泄而胃中燥，胃中宿食，熏灼而成坚癖不化之粪。秽浊亢热，上凌脑部，脑气昏晕，遂发谵语，此证当用大承气汤，无可疑者。惟"此为风也"，及"过经乃可下之"数语，正需研究。夫汗出谵语宜大承气汤者，为阳明习见之证，何以知其为风？何谓过经乃可下？且所过为何经？其言固大可疑也。盖此为太阳中风传入阳明之证，中风本发热有汗，其表自疏，汗液外泄，不待一候之期，胃中即能化燥，过经为太阳证罢，不恶风之谓也。惟下接"下之太①早，语言必乱，以表虚里实故也"三句，至为难解。汗出原属表虚，胃燥本为里实，若谓表虚里实，为不当早下，岂一候已过，而作再经？即不为表虚里实乎？何谓过经乃可下乎？且未下已发谵语，又何谓下之太早，语言必乱乎？盖仲师所谓表虚，特以太阳风邪未解言之。风主疏泄，故汗常出而表之为虚，若风邪外解，即表汗当止，但存里实肌腠之间，既不为风邪留恋，乃不至随下后虚气上攻神经，卒然瞀乱，故前此之谵语，出于胃中燥热，后此语言之乱，由于

---

① 太：据上文应为"若"，为保持本书原貌，此处不改。

风邪未解，并下后燥气而上攻。谵语者，不死，语言之乱为脑受冲激，或不免于死。微甚之间，判若天渊。早下之为禁例，实由于此。此即表解乃可攻里之义也。愚按："下之则①愈"二句，当与"须下之"直接，不当隶于节末，宜订正之。

伤寒四五日，脉沉而喘满，沉为在里，而反发其汗，津液越出，大便为难，表虚里实，久则谵语。

伤寒四五日，犹在太阳七日期内，脉当浮紧而反见脉沉，喘满，此为何气变证，治伤寒者不可不知也。人当饮入于胃，其气散布者为卫，故水气在皮毛；食入于胃，其精内蕴为营，谷气在脉。谷气胜则营气抗拒外邪，而脉见浮紧。谷气弱而水气胜，则营虚不能外达。水湿内盛则喘，其责在肺；谷气不行则满，其责在脾。病不在皮毛肌腠，脉乃转浮而沉。《金匮》"水气病"，其脉多沉者，胃中谷气少也。伤寒本不能食，胃中生血之源一时不续，则血热渐减，不能充溢孙络，因而脉沉。沉为在里者，即《金匮》所言"沉为络脉虚"也。胃中谷气本虚，静而养之，犹恐不济，而反援太阳阳明合病喘而胸满之例，用麻黄汤以发其汗，劫胃中津液外出，以致津液不能由小肠下渗大肠而大便为难。表虚里实则阴液不足，不能制阳明燥气，于是浊热上冲脑部，心神恍惚，发为谵语。愚按：此证宜厚朴、杏仁以定喘，小承气汤以祛满，使胃中微和而谷气自行，喘满既定，即脉之沉者亦起矣。

阳明病，腹满，身重难以转侧，口不仁，面垢，遗尿。发

---

① 则：据上文应无此字，为保持本书原貌，此处不改。

汗则谵语，下之则额上生汗，手足逆冷。若自汗出者，白虎汤主之。(此条订正)

白虎汤方

知母六两，石膏一斤，甘草二两，粳米六合。

上四味，以水一斗，煮米熟，汤成去滓，温服一升，日三服。

此条为阳明经证，发端"三阳合病"四字，当在后文"脉浮而紧"条，传写之倒误也。夫脉浮紧属太阳，咽燥口苦属少阳，不恶寒反恶热属阳明，此三者，皆三阳篇提纲，固当为三阳合病，本条则无之，可知历来注释家，望文生训，皆瞽说也。夫阳明之中气为太阴，太阳将传阳明，必上湿而下燥，故有脉迟。汗出不恶寒者，亦必有身重、短气、腹满而喘诸证，为其太阳表汗未尽，内并太阴之湿而未易化燥也。湿热内蕴，上冒咽喉而出，则口中糜碎，舌苔干腻而厚，至不能辨五味，下逼于肾膀，则小溲不禁。此时若发其汗，则胃中燥热上攻脑部，必至心神恍惚，发为谵语。若用硝黄以下之，则浮热上冒阳明经脉入脑之处，而颏上生汗。颏上者，阙上也(两眉间为阙，为愁苦者见颦蹙之处，孟子所谓蹙頞，即两眉间也)。阳明胃中燥实则阙上痛，故误下后，浮热上冒则阙上生汗。脾主四肢，胃亦主四肢，误下后脾胃阳虚，故手足逆冷。故欲救谵语之逆，宜小承气；欲救四肢逆冷，宜四逆理中。盖此证不当急治，必待自汗出，然后可用白虎汤泄肌理之湿热，俾从汗解，此亦有潮热乃可攻里之例也。愚按："面垢"下"谵语"字，亦为衍文，若本有谵语，下文"发汗则谵语"，当作何解乎？

149

阳明病，太阳证罢，但发潮热，手足漐漐汗出，大便难而谵语者，下之则愈，宜大承气汤。

此节全系正阳阳明内实之证，发端言"二阳并病"，此必非仲师原文，浅人因"三阳合病"而妄加之也。夫既曰太阳证罢，无头痛、恶寒、恶风诸证可知，安得更谓之并病。但发潮热，手足汗出，则胃中津液必少，少则不能下润大肠而大便难。胃中燥热上冲心神所寄之脑部，一时昏暗而心神为之恍惚，遂发谵语。譬之胆怯者，夜行见寝石以为伏虎，见植木以为立人，安在所见之非妄；又如败军之将，草木皆兵，闻风声鹤唳，则惕息而伏。此无他，皆因暴受激触，脑中震动，心神失所依据故也。阳明病之谵语，何以异此？要惟大承气汤以下之，一泄肠胃之燥热，而诸恙可愈。然则此证为正阳阳明，而非二阳并病，较然无可疑者。张隐庵明知并病之非，犹言太阳病气并入阳明，则尽信书之过也。

三阳合病，脉浮而紧，咽燥口苦，腹满而喘，发热汗出，不恶寒，反恶热，身重。若发汗，则躁，心愦愦，反谵语。若加温针，必怵惕，烦躁，不得眠。若下之，则胃中空虚，客气动膈，心中懊憹，舌上胎者，栀子豉汤主之。（此条订正）

此节为三阳合病，前条已订正之，此云"阳明病"者误也。夫太阳伤寒提纲曰脉浮紧，此当用麻黄汤以汗者也。少阳提纲曰口苦咽干目眩，设兼见胁下硬满，干呕不能食，往来寒热诸证，此犹当用小柴胡汤以汗之者也（说详"太阳篇"）。阳明提纲为不恶寒反恶热，阳明从中气化，故胃中未经化燥，有身重喘满之太阴证。若见潮热手足汗出，则胃中已经化燥，此当用三承气以下之者也。惟温针则三阳并忌之。阳明一证，但热不寒，医虽至愚，断不至误用温针，故仲师于"阳明篇"中，未垂明诫。若"太阳篇"太阳伤寒加温针，必惊。"少阳篇"吐下发汗，温针谵语，则固言之详矣。若此证既为三阳合病，无论骤加温针，火邪内攻血脉，迫阳气外张，有怵惕烦躁不眠之变。即以脉之浮紧而发汗，而胃液既从外泄，胆火因炽，于是手足不得宁静，坐卧不知所安。胆胃之热上蒙心神所寄之脑部，亦且恍惚而时发谵语，即以不恶寒但恶热而下之，胃中津液下泄，胃底胆汁既虚，少阳浮火，亦必冲动膈上，而心中为之懊侬，似愠似怒，似憎似悔。所以然者，药宜于太阳者，或转为阳明、少阳所忌；药宜于阳明者，且不免为少阳所忌故也。要之此证为湿热内蕴，试观土润海者则地生苔藓，故验其舌生黄腻之苔，即为湿热之明证。但须栀豉汤轻剂，以清里疏表，而湿热已解。盖此证全属气分，虽曰三阳合病，究非实热可比（葛仙翁《肘后方》淡豆豉治伤寒，主能发汗，虽不尽然，然必非吐剂）。"太阳篇"云："发汗吐下后，虚烦不得眠，剧者必反复颠倒，心中懊侬，栀子豉汤主之。"救逆之法与此条正相类也。

若渴欲饮水，口干舌燥者，白虎加人参汤主之。

白虎加人参汤方

知母六两，石膏一斤，甘草二两，粳米六合，人参二两。

上五味，以水一斗，煮米熟汤成，去滓，温服一升，日三服。

若脉浮，发热，渴欲饮水，小便不利者，猪苓汤主之。

<u>猪苓汤方</u>

猪苓、茯苓、泽泻、滑石、阿胶_{各一两}。

上五味，以水四升，先煮四味，取二升，去滓，内阿胶烊消，温服七合，日三服。

此承上节汗下温针，而为救逆之方治也。上节为湿热内蕴，浮阳外越之证。若阳不外越而津液内伤，则为渴饮口干舌燥之变；若浮热在表，水湿内蕴，则有渴欲饮水、小便不利之变，此二证并较前证为轻。津液内伤，则以清胃热生津液主治，故宜白虎加人参汤。用人参者，为燥气留于气分也。热浮于外，水郁于里，则以导水邪清血热主治，故宜猪苓汤。用阿胶者，为湿热留于营分也。

阳明病，汗出多而渴者，不可与猪苓汤。以汗多胃中燥，猪苓汤复利其小便故也。

阳明为病，法本多汗，汗多而渴，胃中津液已伤，此本白虎加人参汤证，一以清其胃热，一以养其津液，其病当已，不似小便不利者，可与猪苓汤也。若汗多胃燥之证，更与猪苓汤利其小便，轻则大便必硬，重则胃中燥实，发为谵语，此不可以不慎也。

脉浮而迟，表热里寒，下利清谷者，四逆汤主之。

胃中谷气，为生血之源，血热充则脉数，血热减则脉迟，前于"食难用饱，汗出不恶寒"条下，已详释其旨，兹复略而言之。夫脉浮为表热，迟为里寒，里寒者胃中虚也，胃虚则脾湿聚之，脾湿重滞由小肠下陷大肠，乃并胃中未化之谷食，倾泄而出。此时手足厥冷汗出，胃中阳气垂绝，若不急温之，危在旦夕。故必用大剂四逆汤以回中阳，乃得转危为安，慎不可以生附子一枚为太重而减其剂量也。

若胃中虚冷不能食者，饮水则哕。

阳明中气为足太阴，故太阳初传阳明，往往上湿而下燥，故有攻下太早，损其中阳，致胃寒脾虚，腹中胀满而不能食者。此时下湿上燥，渴欲饮冷，一入于胃，即不能受，而发为哕逆。前于"潮热"条下，已略举大概。然亦有不待攻下而胃中虚冷不能食者，则中阳自败，胃底消融水谷之胆汁，视前证更为微薄，所以饮水即哕也，此时急需半夏干姜散以温之。如独阴上僭，将成反胃者，尤当用吴茱萸汤以抑之，附子理中以和之。当知胃中虚冷为主病，哕为因病，要非寻常治哕之橘皮生姜汤、橘皮竹茹汤所能奏功也。

脉浮，发热，口干鼻燥，能食者则衄。

脉浮发热，太阳之病多有之，未可决为阳明病也。阳明为病，要以大渴引饮，为候胃中燥热，势不得不借助于外，于是有口干之证。阳明之脉，起于鼻，交頞①中。阳明之热由肠胃上逆，则頞上痛。頞上者，頞上也。故误下胃虚，浮热上冒，頞上生汗，热在于经，郁而不达，于是有鼻燥之证。然犹恐客热不能消谷也，必验其能食与否。若能食者，则胃中谷气不虚，而初非客热。但此证大便不硬，胃中无燥实之证，承气汤既不当用。热

———

① 頞：鼻梁。

上于头，无热结在里之变，白虎汤又不宜用。阳热之上浮者，无所发泄，必至上搏于脑，颅骨受蒸，合缝处当有微隙，血之溢出者，乃由鼻交颊中下注鼻孔，于是热随衄解。凡遇此证，颊上不可早拍凉水，诚恐热泄未尽，转为他证。近世医家以衄为红汗者，正其泄郁热故也。

阳明病，下之，其外有热，手足温，不结胸，心中懊憹，饥不能食，但头汗出者，栀子豉汤主之。

阳明为病，胃热上熏脑部，心神恍惚则为谵语；悍热上冲阙上，则为头痛；胃中热甚，灼咽与舌，则为渴饮。胃中燥急，伤足阳明脉络，其自胃口下循腹里，抵气街，下髀关，抵伏兔，下膝膑者，一时短缩掣痛而右足不良于行。浊阴从右降，故足阳明支脉独病于右（大肠与小肠交会处之盲肠，居脐右旁下一寸）。此时急下以大承气汤，犹恐药力不峻，下后不能了了。惟太阳之传阳明，中下化燥而上膈犹湿，故仲师于阳明一证，往往以慎下为主要，反不似下利脉滑者，可以见证而急攻。设燥热不甚，而下之太早，则上湿下陷，燥去寒生，即有身寒肢冷之变（救逆之法为四逆、理中）。设太阳标阳未尽，下后与上膈湿痰，并居心下，则有结胸之变（救逆之法为大陷胸汤丸及小陷胸、白散诸方）。今皆无之，而但见心中懊憹，饥不欲食，但头汗出，直是气分之余邪，初非实证可比。胃中肝胆之液，因下后见损，阳明浮火由胃络上冲于心，则心中懊憹（"太阳篇"汗吐下后虚烦不得眠、心中懊憹，与此正同）。胃因下后空虚则易饥，消磨水谷之胃液因下后见少，中气痞闷，上不得噫嗳呵欠，下不得转矢气，故饥不能食（"太阳篇"胸中窒即此证）。但头汗出者，下后虚阳上僭，胆胃之热独行脑部故也（"太阳篇"火劫发汗，营卫两虚，厥阳独行，则但头汗出。阳微结于心下则头汗出。发汗复下，胸胁满微结，小便不利，渴而不呕，中气不能外达则但头汗出。本篇肝阴虚而胆火盛，胆胃阳热侵入血室，逼血妄行则但头汗出。此证下后阴阳两虚，胆胃之火随浮阳上行脑部，与以上各证相出入）。以其余邪独留气分，故但需栀子以清里，豆豉以疏表，而诸恙可愈。固知病后余热，因正气未复，逗留中脘，外及肌表者，正不需白虎泻心诸汤，即轻剂亦当奏效也。

阳明病，发潮热，大便溏，小便自可，胸胁满而不去者，小柴胡汤主之。

阳明为病，每当日晡所发潮热，一似江潮之有信。所以然者，日晡阳衰，地中水气被日中时阳气蒸搏，至阳衰时始得上腾，阳明燥热之气，往往格拒不受，发潮热多见于此时者，病气为之反抗也。故发潮热为阳明必有之证。大便溏则肠胃不燥，小便自可则下焦肾膀自通，肠胃不燥则湿从下泄，而胸满当去，肾膀通畅则水道不淤，而胁满亦当去（胁下为肾）。而卒不去者，此非水湿净蓄，乃太阳标热之气，郁于胸胁而不能外达也，故必用小柴胡汤以解其外，不惟标热之郁陷者可解，即下陷之水湿，亦且从汗解矣。

阳明病，胁下硬满，不大便而呕，舌上白胎者，可与小柴胡汤。上焦得通，津液得下，胃气因和，身濈然汗出而解也。

胁下为肾，肾与膀胱为表里者，有输尿管为之相接也，《内经》即谓之下焦。太阳寒水之气，格于肾膀而不得下行，则胁下为之硬满；水气结于下焦，不能滋溉肠胃，故不大便；胃以燥而不和，胆火从而上逆，故呕；舌上白苔，则为阳气虚微，故虽不大便，断无可攻之理。要惟有小柴胡汤发内陷之水气以达于上焦，俾津液之上出者，还入胃中，胃气得和，则胆火平而呕吐当止；大便之不通者，亦将缘滋溉而畅行。由是中无所结，阳气外散，乃濈然汗出而愈矣。

阳明中风，脉弦浮大而短气，腹都满，胁下及心痛，久按之气不通，鼻干，不得汗，嗜卧，一身及面目悉黄，小便难，有潮热，时时哕，耳前后肿。刺之小瘥。外不解，病过十日，脉续浮者，与小柴胡汤。脉但浮无余证者，与麻黄汤。若不尿，腹满加哕者，不治。

此为风阳外吸，湿热内阻，隔塞不通之证。此证病机外出太阳则生，内陷太阴则死，可以两言而决。脉浮弦则为风，脉浮弦而兼大，则为阳明中风。中风为病，本属肌腠不开，脾阳不能外达。观于桂枝汤一方，辛甘发散皆所以开发脾阳，此可见不独阳明中气系在太阴，即风阳内乘，而肌腠不开，未尝不系在太阴也。张隐庵、黄坤载均以此节为三阳合病，则固不然。湿热伤气，故短气。湿阻太阴部分，故腹都满。太阳寒水不能作汗外泄，流于胁下则胁下痛，壅于心下则心痛。久按之气不通者，气为湿阻故也。气闭于上，故鼻干不得汗。嗜卧者，湿困脾阳，肌肉重滞故也。汗液不外泄，湿邪不从外解；小便难，湿邪不从里解。表里壅湿，故一身面目悉黄。此证有潮热必在日晡时，以地中蒸气乘阳衰而上出，与身内之湿热并居，而益剧也。胃中湿热瘀阻，不能受吸入之清气，故时时呃逆。愚按：以上诸证，若见谵语即为易治，以太阴之湿，已从燥化，便当用茵陈蒿合大承气下之；若不见谵语，则犹未可攻也。手足少阳之脉，由耳前后入耳，湿邪郁其少阳之气，故耳前肿；刺之小瘥者，有以泄其郁陷之气也。若潮热不解，病过十日，在两候以往，当传少阳之期，其脉续见浮弦，则当用小柴胡汤以汗之。脉但浮而不见弦大者，则当用麻黄汤以汗之。但令太阴湿邪从太阳外解而已无余事，予所谓病机外出太阳则生者，此也。若夫太阳阳气不泄于膀胱，太阴湿邪并居于腹部，阴霾四塞，真阳外脱，遂至呃逆不止，此时虽用四逆以治满，五苓以导水，吴萸以止呃，亦必无济，予所谓内陷太阴必死者，此也。

阳明病，自汗出，若发汗，小便自利者，此为津液内竭，虽硬不可攻之，当须自欲大便，宜蜜煎导而通之。若土瓜根及大猪胆汁皆可为导。

蜜煎土瓜根猪胆汁导方

蜜七合。

上一味，于铜器内，微火煎凝，如饴状，搅之勿令焦着，欲可丸，并手捻作挺，令头锐，大如指，长二寸许。当热时急作，冷则硬。内谷道中，欲大便须缓去之。或用土瓜根捣汁，竹管灌入谷道。如无土瓜，胆汁和醋导之。

自汗出，则不由潮热而出可知。或发汗及小便自利者，脏腑固无实热也。夫内有实热而大便燥结者，宜承气以攻之，此固无可疑者。此证则为津液内竭，大便虽硬，不可遽投承气。惟仲师但有此说，所以不可攻之理，未有明言。盖肠壁间淋巴微管，含有消化食物之乳糜，原所以排泄废料。承气入肠，芒硝咸寒善走，能借淋巴微管中乳糜，及将出未出之废料水液，润燥屎而驱之外出。今肠内津液既竭，虽有芒硝之力而肠中无可借助，故虽攻而不能动，必待其乳糜渐复，自欲大便，然后用法以导之。门人张永年述其戚陈姓一证，四明医家周某用猪胆汁导法奏效，可备参究。略谓陈姓始病咯血，其色紫黑，经西医用止血针，血遂中止。翌日，病者腹满困顿日甚，延至半月，大便不行，始而用蜜导不行，用灌肠法又不行，复用一切通大便之西药终不行，或告陈曰，同乡周某良医也。陈喜，使人延周时，不大便已一月矣。周至，察其脉无他病，病独在肠，乃令病家觅得猪胆，倾于盂，调以醋，借西医灌肠器以灌之。甫灌入转矢气不绝，不逾时而大便出。凡三寸许，掷于地有声，击以石不稍损，乃浸以清水，半日许，盂水皆赤，乃知向日所吐之血，本为瘀血，因西医用针止住，反下结大肠而为病也。越七日，又不大便，复用前法下燥矢二枚，皆三寸许，病乃告痊。予于此悟蜜煎导法，惟证情较轻者宜之。土瓜根又不易得，惟猪胆汁随地随时皆有。近世医家弃良方而不用为可惜也（胆汁并肠液，西医通称消化液。盖胆汁最苦，能泄而降，人固如此，猪亦宜然。况猪之所食至为秽浊，则猪之胆汁疏泄秽浊之力必巨，故借之以助排泄粪秽，最为合用，而况胆汁含有碱性，碱与醋化合最易发酵，肠中燥屎遇之，亦以收缩胀力而易为活动也）。

阳明病，脉迟，汗出多，微恶寒者，表未解也，可发汗，宜桂枝汤。

阳明病，脉浮，无汗而喘者，发汗则愈，宜麻黄汤。

阳明之病，有自中风传来者，则营气先伤，以其所痹在肌肉，为孙络密布之区故也。中风之证，卫强而营弱，卫强则表汗自出，营弱则里气不达，脉迟者营气不足之征也。此证肌腠未解，风从汗孔袭肌，必微恶风，可仍从太阳中风例用桂枝汤，发肌理之汗，使之由肌出表，然后营气与卫气相接，一汗而表热解，浮汗止矣（此证尝云微恶风者，肌未解也，今云微恶寒者，表未解也，实为仲师失检处）。有自伤寒传来者，则卫气先伤，以其所闭在皮毛，为卫阳疏泄汗液之区也。伤寒之证，卫病而营不病。卫病者，汗液不通于外；营不病者，血热抗拒于里。脉浮者，卫气受病之征也。此证皮毛未解，寒邪阻其肺气之呼吸，必无汗而喘，可仍从太阳伤寒例，用麻黄汤发皮毛之汗，使寒邪由肺出表，一汗而表疏喘定矣。愚按：以上二证，皆推原其始病以为治，与柔痉之用瓜蒌桂枝汤，刚痉之用葛根汤同例，皆不欲其因魄汗未尽而转属阳明也。

阳明病，发热汗出者，此为热越，不能发黄也。但头汗出，身无汗，齐颈而还，小便不利，渴饮水浆者，此为瘀热在里，身必发黄，茵陈蒿汤主之。

茵陈蒿汤方

茵陈蒿六两，栀子十四枚，大黄二两。

上三味，以水一斗，先煮茵陈，减六升，内二味，煮取三升，去滓，分温三服。小便当利，尿如皂角汁状，色正赤。一宿腹减，黄从小便出也。

阳明病发潮热而多汗，则湿随汗去，肌肉皮毛略无壅阻，断然不能发黄，此正与小便利者，不能发黄证情相似。湿邪解于太阳之表，与解于大肠之腑一也。若但头汗出，身无汗，齐颈而还，则湿邪内壅而不泄，加以小便不利，渴饮水浆，湿热瘀积于三焦，外溢于皮毛肌肉而周身发黄。茵陈蒿汤，茵陈蒿以去湿，生栀子以清热，生大黄以通瘀，而湿热乃从小凌外泄，而诸恙悉除矣。此证与"太阳篇"阳微结于心下，小便不利、渴而不呕者略同，故皆有但头汗出之证也。

阳明证，其人喜妄者，必有蓄血。所以然者，本有久瘀血，故令喜妄。屎虽硬，大便反易，其色必黑，抵当汤下之。

吴江徐鹿苹有言，"忘"当为"妄"字之误，喜为有意，忘为无心，以有意作无心事，此为理之所必无，则"喜忘"二字正不可通是也。然予犹嫌其证佐之不足也。凡病蓄血者，必发狂。"太阳篇"云，"太阳病不解，热结膀胱，其人如狂，血自下，下者愈"。又云"太阳病表证仍在，脉微而沉，反不结胸，其人发狂者，以热在下焦，少腹当硬满，小便自利者，下血乃愈"。一为桃核承气证，一为抵当汤证，皆明言发狂。然则"喜妄"者，即发狂之变文。今人于妄自尊大，无故怒言者谓之狂妄，足为旁证。独怪张隐庵本，改上"喜忘"为"善忘"，陈修园《浅注》并改之，真误人不浅也。予每见老人血衰，或刻意读书，心营虚耗则必有善忘之病，蓄血证不在此例，又况太阳蓄血尚有发狂之变，岂有阳明燥热而反安静者乎？盖即《灵枢》"本神篇"所谓狂妄不精也（《灵枢》亦作"妄"，盖汉人假借字）。血结于下，则脑部神魂不清，故言语动作多狂妄，此正与夜则谵语之蓄血证同例。但验其大便色黑而硬者，即当用抵当汤以下之，但令浊瘀速去，则神魂清而狂妄止矣。

阳明病下之，心中懊憹而烦，胃中有燥屎者，可攻。腹微满，初头硬，后必溏，不可攻之。若有燥屎者，宜大承气汤。

吴又可《温疫论》，每言温病下后，不妨再下，此深明仲师之旨，而高出于吴鞠通、王孟英者也。夫下后心中懊憹而烦，果属虚烦，直栀子豉汤证耳。设胃中燥屎未尽，其脉必实，且日久必发谵语，此当仍用大承气汤以攻之。但腹见微满，虽大便不行，不过燥结于直肠之内，以上仍属溏薄，要不过脾约麻仁丸证。若辨证不精，正恐一下之后溏泄不已，浸成寒湿之变。故仲师于下后再下，必详加审辨，而吴又可之说，抑又未为通论矣。

病人不大便五六日，绕脐痛，烦躁，发作有时者，此有燥屎，故使不大便也。

不大便五六日，有因津液内竭，有因水湿内壅，未可定为有燥屎也。大肠自右至左，环出小肠之上而适当脐之部分，故绕脐痛为病在大肠。烦者心烦，即上所谓心中懊憹而烦也；燥者口燥，即上所谓口干舌燥也。斯二者，皆阳明的证，然必以发作有时为验者，一为日中阳气极盛之时，一为日晡所阳衰之时。但阳盛之时而烦躁始剧，则胃中阳热犹轻，惟日晡阳衰之时而阳热与阴气相抗，胃中阳热乃炽。故仲师以日晡所剧者属阳明，此与寒

161

证日中而剧者可为对照（予尝治崇明黄生元龙寒饮，日中形寒吐酸，用重剂小青龙汤而愈，可以证明病气与天时之反抗）。故日晡所而烦躁加剧，胃中必无津液，不能由小肠滋溉大肠，而肠中必有燥屎，此即五六日不大便之由。愚按上节"若有燥屎者，宜大承气汤"二语，即为此节说法。盖上节不过辨其可攻与否，原不必另出方治也。

病人烦热，汗出则解，又如疟状，日晡所发热者，属阳明也。脉实者宜下之，脉虚浮者宜发汗。下之与大承气汤，发汗宜桂枝汤。

病人烦热，汗出即解，如疟状者，太阳阳明并有之。"太阳篇"云，"太阳病得之八九日，发热恶寒，热多寒少，一日二三度发，面有热色，无汗而身痒者，桂枝麻黄各半汤证也"。又云"服桂枝汤大汗出，形似疟，日再发者，汗出必解，此桂枝二麻黄一汤证也"。若日晡所发热，则属阳明。阳明之病日晡所发热，有二因：一由阳衰阴盛，地中水蒸气上出之时，病气与之反抗；一由日暮之时，草木发出炭气，病气与之化合。惟与水蒸气反抗者，不必见谵语，与草木炭气化合者，必有谵语，为其昏气重也。故同一日晡所潮热，而有胃中燥实与不燥实之别。见证同而治法不同，皆当决之于脉，脉滑大而坚实则为大承气证，若脉但浮缓而不实则为桂枝汤证。仲师言浮虚者，不过对上脉实言之，非虚弱之虚也。独怪近人遇"时以汗解，时复发热"之证，不问太阳阳明，通谓之湿温，日进桑叶、菊花、银花、连翘、石斛[①]、生地等药，

———————
① 斛：原作"解"，据文义改。

即稍近高明者，亦不过能用苍术、白虎，药不对病，庸有济乎？

大下后，六七日不大便，烦不解，腹满痛者，此有燥屎也。所以然者，本有宿食故也，宜大承气汤。

此节吴又可所谓"温病下后不妨再下"之证也。大下后六七日不大便，设中无所苦，但得小便减少，即大便当下。惟烦热不解，腹满痛者，乃可决为阳明燥实之证。盖本有宿食，下后未尽，与阳明燥气并居，郁久而复炽故也。此惟大承气汤足以散其余邪，而不嫌猛峻。设畏承气猛峻而漫用焦谷麦芽、炒莱菔子、焦六曲及瓜蒌、麻仁等味，则阳明伏热既不能除，肠中燥屎又不能尽，有精气日渐消耗而至死者，为可恨也。

病人小便不利，大便乍难乍易，时有微热，喘冒，不能卧者，有燥屎，宜大承气汤。

张隐庵谓此承上文"大下后亡津液"而言，是也。津液经硝、黄攻下，水液从大便而出，故小便不利；津液既涸，肠中淋巴微管中乳糜不足，故大便乍难。小溲不利，上焦津液当还入胃中，下溉大小肠，故大便有时而乍易。设时有微热而不见喘冒、不能卧诸证，则下后虚烦，心中懊侬者，不过栀子豆豉汤证，肠中决无燥屎。惟中脘停滞，吸入之气必促，空气与里热相搏则病喘冒。阳明者，热甚而目不交睫之谓。阳热郁于中脘而气冲于脑部，故目张而不得眠，与少阴证但欲寐相反，水幽而火明也。此正不待腹中满痛，已可决为当下之证，故亦宜大承气汤。

食谷欲呕者，属阳明也，吴茱萸汤主之。得汤反剧者，属上焦也。

太阳水气，不能随阳外达，流入胃中，即为寒饮。胃中阳热本盛，不能容涓滴之水，饮入于胃，随时化气从淋巴细管散出，故胃中但有胆汁、胰汁（胰亦名脺，西医称为甜肉，在胃之下，与脾连属，中医则通谓之脾）、肝液（此层西医不知，味酸者即是），而不能留积外来之水。其所以浸成寒饮者，胆汁少而胃中虚寒也。故食谷欲呕一证，不当据颇欲吐之例，指为阳明之热，亦有属吴茱萸汤证者。《金匮》云："呕而胸满者，吴茱萸汤主之。""干呕、吐涎沫、头痛者，吴茱萸汤主之。"可为明证。惟得汤反剧，则是阳明悍热之气，冲激于上。张隐庵谓："火热在上，必水气承之而病可愈。"虽不出方，可以意会，则舍大承气汤而外，宁有治法乎？

太阳病，寸缓、关浮、尺弱，其人发热汗出，复恶寒，不呕，但心下痞者，此以医下之也。如其不下者，病人不恶寒而渴者，此转属阳明也。小便数者，大便必硬，不更衣十日，无所苦也。渴欲饮水者，少少与之。水停心下，但以法救之，渴者宜五苓散。（此条订正）

太阳之病误下成痞者，则太阳标热陷于心下，而关上之脉独浮，是为大黄黄连泻心汤证。关上浮者，阳热在胸中故也。今寸缓、关浮、尺弱，发热汗出而复恶寒，病不在膈上，故寸缓；肾阳虚，故尺弱；虽关上见浮，胸中阳热独盛，而太阳之表寒未解。夫心下痞而复恶寒汗出者，则又为附子泻心汤证（泻心汤加附子以救表阳）。不呕而但痞，则心下本无水气可知，故证情与干呕之甘草泻心汤殊异。但太阳误下成痞，虽部位当胃之上口，要不为转属阳明。如未经误下，病人不恶寒反恶热，大渴引饮，表里俱热，乃真为转属阳明也。阳明病法当多汗，然又有肠胃无实热，不能蒸水液成汗，而小便数者，其大便必硬，不更衣十日无所苦，虽硬不可攻之。此时津液不能上承，亦当渴欲饮水，但须少少与之，而不宜过多。所以然者，阳热少而蒸化难也。惟节末"但以法救之，渴者宜五苓散"二语，则殊有未安。盖此节所论为小便数而阳热不甚之证。设令为水湿中阻，津液不得上承则以五苓散利其小便，中气既通，内脏津液自当随阳上达。今小便既数，大便复硬，则其渴为津液内竭，岂有津液内竭之证，而反用五苓散者乎？愚按"少少与之"下当脱"水停心下"四字。盖津液内竭而渴欲饮水，原不同阳明热盛者，易从汗泄，必有水停心下之弊。设水停心下，津不上承而渴，但用五苓驱水下行，然后中气通而津液上达，不治渴而渴自止矣。"太阳篇"云："渴欲饮水，水入则吐者，名曰水逆，五苓散主之。"所谓法也。

脉阳微而汗出少者，为自和也；汗出多者，为太过；阳脉实因发其汗出多者，亦为太过。太过为阳绝于里，亡津液，大便因硬也。

脉浮而芤，浮为阳，芤为阴，浮芤相搏，胃气生热，其阳则绝。趺阳脉浮而涩，浮则胃气强，涩则小便数，浮涩相搏，大便则难，其脾为约，麻仁丸主之。

麻仁丸方

麻仁二升，芍药半斤，枳实半斤，大黄一斤，厚朴一斤，杏仁一斤（去皮、尖，别研作脂）。

上六味，为末，炼蜜为丸，如梧桐子大，饮服十丸，渐加，以知为度。

太阳之传阳明也，曰脉大，曰脉数急，此由太阳浮脉一变，而成内实之脉也。阳明之证，大便固硬，然大便硬者，要不尽为大承气证，此不可以不辨也。夫太阳之气，由卫而达于皮毛，为水分蒸化之汗；由营而达于肌腠，为血分泌出之汗；由三焦而下出膀胱，为水分未经化汗之液。之三者，虽半属人体中废料，其中亦含有阴液，与体中阳气化合，足以排泄外来之风寒。然泄之太过，皆能耗胃中津液，不能溉润大肠，而大肠为之燥结。故三因不同，而同归于大便之难，均之与正阳阳明潮热谵语者，相去悬绝。故仲师分条辨脉，使来学知所抉择。脉阳微则平，阳实则滑大。夫太阳之病，无论伤寒中风，服麻桂汤后皆当取其微似汗者，病乃得随汗而解。故脉阳微而自汗，汗出少者，为自和。自和者，肌表通彻而营卫和也。至于脉微自汗，汗出太多，则阴液必损。因发汗太多，脉阳实而见滑大者，亦为阴液受损，故仲师皆谓之太过。阴液外散，则胃中阳热与阴气隔绝而成燥实，大便因硬。此大便之难，由于发泄肺与皮毛，汗伤卫气，肺阴虚而水之上源竭也。太阳之病，其脉本浮，夫中风之证，皮毛本开，风从毛孔而入，直中肌腠，肌腠皆孙络密布之区，故其病在营而不在卫。即伤寒为病，表解腠理未和者，其病亦在营而不在卫。故病有随经入里，而热入血室者；亦有随阳上出而为衄者；亦有发肌理之汗，取资于血液之分泌者。设因发肌腠之汗，过伤其血液之分泌，或因衄血，或因血结胞中，用抵当汤下后，表病未解，血分既伤，其脉必浮芤相搏。血液愈少，胃中益生燥热，而在里之阳热亦与阴气隔绝，而肠胃燥结。此大便之难，由于开泄腠与肌肉，及衄血、蓄血伤其营气，而统血之脏虚也。足阳明胃气以趺阳为验，浮则为胃气上盛，涩则阴液下消。胃热盛于上，小便数于下，则见浮涩相搏之脉。胃中津液日少，遂成脾约，此大便之难，由于胃火太盛，太阳水气以不胜煎迫，而从肾膀泄也。此三证，一由水分伤于皮毛之多汗；一由血分伤于肌理之多汗，及衄与蓄血；一由胃火太甚，自伤未曾化汗之水分，而胃中亡其津液。仲师特于第三证出脾约麻仁丸方治者，盖以上二证治之得宜，必不至大伤水分血分，不似谷胜水负，必待善后之方治也（须知阳绝于里为厥阳独行，不独表汗太过，血液内亏为阳绝于里；即胃气独盛，小便数而胃中不留水液者，亦为阳绝于里。譬犹狂夫逐妇，恩绝中道者然，故谓之绝。张隐庵乃谓表阳内陷，如绝于里而不行于外者然，所谓以其昏昏，使人昏昏也）。

太阳病二日，发汗不解，蒸蒸发热者，属胃也，调胃承气汤主之。（此条订正）

太阳病三日，当为二日，谓七日以后也。发汗不解，却复蒸蒸发热，则病不在表而在里，胃中热而蒸逼于外也。故但需调胃承气已足消融其里热，不似有燥屎者，必需攻坚之枳实也。

伤寒吐后，腹胀满者，与调胃承气汤。

太阳将传阳明，必上湿而下燥，中气不通。上焦水液蒸化而成痰涎，胃底胆汁不能兼容，乃上逆而为吐。吐后腹胀满者，湿去而燥实未减也，故亦宜调胃承气以下之。设肠胃初无宿垢，则上膈阳气即通，中气自能下达，不当见胀满之证矣。

太阳病，若吐，若下，若发汗后，微烦，小便数，大便因硬者，与小承气汤和之则愈。

太阳之病所以转为阳明者，必有其因；其不传阳明者，亦必有其因。借如阳脉微者，为阴阳自和，当自汗而解。但阴脉微而阳脉实者，为汗多胃燥，当下之而解。寸脉微浮，胸痞硬，气上冲咽喉不得息者，为胸有寒饮，当吐之而解，此太阳之病可吐下发汗而解者。惟吐下与汗，皆伤阴液，心营不足，或不免于内烦，使小便不数，虽至懊恼，栀豉汤足以解之。惟小便数而大便因硬，积久将成内实，但因小便数而大便难者，究与阳明壮热而致小便数者有别，故但用小承气汤和之即愈，不待芒硝之咸寒也。

得病二三日，脉弱，无太阳柴胡证，烦躁，心下硬，至四五日，虽能食，以小承气汤少少与，微和之，令小安。至六日，与承气汤一升。若不大便六七日，小便少者，虽不能食，但初头硬后必溏，未定成硬，攻之必溏。须小便利，屎定硬，乃可攻之。宜大承气汤。

此节补"太阳篇"血弱气尽节未备之义，特于"阳明篇"发之也。血弱则腠理开而营气微，气尽则皮毛开而卫气微。血弱气尽为肌表虚，肌表虚则其脉当弱。血弱气尽，固当有邪乘肌表之虚，与正气相搏，结于胁下。往来寒热者，此所谓太阳柴胡证也。夫营卫两虚之证，水气盛，则以不得标阳之化而结于胁下；水气不盛，则以胃热内炽而病烦躁。得病二三日，未过七日之期，又未经汗吐下，必不致阴液大伤。此证初传阳明，犹当为中气用事，此时胃热上蒸，脾湿乘之，湿热交阻，气机痞塞，故心下硬满。但此心下硬满，原不同误下成痞，大小陷胸及泻心诸汤俱不可用。正恐下后阴液既亏，上膈之湿热留积胸中而不去，故必迟至四五日，俟中脘湿邪渐及化燥，然后得用小承气汤以微和胃气而止其烦躁，六日复与小承气以行其大便。设大便不行，湿邪犹未化也。盖湿之恋于肠胃，若胶痰然，黏腻阻滞，冲激不去，必俟其与燥屎连结成片，乃能一攻而尽。若攻下太早，燥屎去而湿邪独留，有内热不清，久延而不易愈者，所谓欲速而不达也。病至六七日，太阳之期已满，而阳明当燥，然小便既少，犹恐湿邪渗入大肠，虽久不大便，胀满而不能食，直肠虽燥，回肠中宿垢犹不免与湿邪并居。设经误下，则湿邪终不了了，故待小便既利，然后可用大承气以攻之，则湿经化燥，乃不至下后更有余弊。按：此节本文原系"烦躁"，张隐庵解为"烦燥"，致与全节大旨显相背驰。不然二三日已口中生燥，何至六七日用承气汤，犹先硬后溏者乎？

伤寒六七日，目中不了了，睛不和，无表里证，大便难，身微热者，此为实也。急下之，宜大承气汤。

张隐庵曰："此为悍热之气，循空窍而上炎者。"《灵枢》"动输"曰："胃气上注于肺，其悍气上冲头者，循咽上走空窍，循眼系入络脑，出顑下客主人，循牙车合阳明，并下人迎。"此胃气别走于阳明，故阴阳上下，其动若一。目中不了了者，乃悍热之气，循眼系而上走空窍。睛不和者，脑为精髓之海，而髓之精为瞳子，悍热之气，循眼系而入脑，故睛不和。大便难而无燥屎，身微热而非壮热，故曰无表里证。实热在里，而悍气独行于上，故谓之实。设下之不早，有脑膜爆裂而死者，故当急下。予于张隐庵集注往往嫌其望文生训，独此节能于"阳明篇"中发明脑部，为中医改进之先声，其功为不可没也。（此证轻则阙上痛，重者满头皆痛，西医谓之脑膜炎）

阳明病，发热，汗多者，急下之，宜大承气汤。

阳明为病，法当多汗发热，故有发热而渴欲饮水者，有汗出多而渴者，胃中之燥，不言可知。盖发热为营血热炽，汗多为卫气外张。此证阴虚阳亢，营血热甚则脾精槁，卫阳张甚则肺液枯，须知此发热汗出，为肠胃燥热蒸逼所致。譬之釜底燃薪，则釜中之水郁热沸腾，而蒸气四出，熄其薪火则沸止，而气定矣。此则急下之义也。张隐庵乃谓"无肠胃之腑证，只①发热汗出多者，病阳明之别气，非阳明之本气"，说解殊谬。

发汗不解，腹满痛者，急下之，宜大承气汤。

发汗不解，腹满痛，为太阳急传阳明之证。夫太阳阳明合病，原自有胃气不和，胁下硬满，不大便而呕，服小柴胡汤漐然汗出而愈者；亦有汗出多而恶寒，宜桂枝汤发其汗者；又有无汗而喘，以麻黄汤发汗而愈者。若发汗不解，而骤见腹满痛之证，则太阳表病未去，阳明燥实已成。腹满痛为大小肠俱隔塞不通，若不急下，燥气将由大肠蒸逼小肠。有攻之而不能动者，为小肠容积甚隘，而疏导益难为力也。按脐右斜下一寸，大小肠交接处，小肠之末多一空管，名曰盲肠，设有化物注入，久必溃烂，

---

① 只：原作"止"，据文义改。

名盲肠炎，中医谓之肠痈，有大黄牡丹汤、败酱散二方。

腹满不减，减不足言，当下之，宜大承气汤。

腹满一证，寒与宿食之辨耳。腹满不关宿食，则按之不痛，证属虚寒，且寒甚则满，得温必减，故腹满时减者，当与温药，四逆汤其主方也。而惟腹满不减则为实，按之必剧痛，即或大小溲时通，有时略减，特减益甚微。宿食之停贮大小肠者，则固依然不去，故宜大承气以下之，而病根始拔。按：此条并见《金匮》"腹满篇"，参考之，其义自见。

阳明少阳合病，必下利。其脉不负者，为顺也。负者，失也。互相克贼，名曰负也。脉滑而数者，有宿食也，当下之，宜大承气汤。

少阳一经，所以主疏泄者有二。一系手少阳三焦，上中二焦属淋巴管，所以排泄汗液；下焦属肾与膀胱，所以通调水道，故古称少阴为寒水之脏。一系足少阳，胆寄肝叶中，与胃为同部，居胃之右，而胆管注于十二指肠之端，与胃底连属，胆汁助消融水谷，实从胃底幽门渗入，而十二指肠必先受之。阳明少阳合病，必自下利者，胃底胆汁合胃中宿垢而下陷也。"少阴篇"少阴病自利清水，色纯青者，即此证。色纯青为胆汁，胆主疏泄，故必自利。其脉不负者为顺，盖惟见弦急滑数而不见少阴微细之脉，犹为少阳阳明正脉。夫少阴负跌阳为顺，即跌阳负少阴为逆，为其水寒而中阳败也；且少阳负跌阳为顺，即跌阳负少阳为逆，为其中气不和而胆火上逆也。惟脉滑而数，乃为阳明正脉，而不见少阳之弦急，并不见少阴之微细，乃为有宿食之脉。《金匮》云："下利脉滑者，当有所去，大承气汤主之。"此即其脉不负之说也。

病人无表里证，发热七八日，虽脉浮数者，可下之。假令已下，脉数不解，合热则消谷善饥，至六七日不大便者，有瘀血也，宜抵当汤。

发热汗多为阳明表证，腹满痛为阳明里证，此其易知者也。惟不见表里证者，最难辨别。前于三急下之第一证，已明举其例。发热七八日，已在太阳传阳明期内，脉虽浮数，法在可下。所以然者，热在肠胃，其势反缓；热在气分，其势反急。急下证之热冲脑部，致目中不了了者，皆气分之上逆为之也。惟脉之浮数，本属表热，今以下后浮去而数不解，阳热并居于中脘，即有消谷善饥，六七日不大便者。设令两足无力，则为肺热叶焦之痿躄，仍宜大承气汤（此证予屡见之）。若能食知饥，食入久则少腹满，按之硬，脉滑而数者，乃为蓄血。予在斜桥治汪姓一证亲见之，予始用桃核承气下之，大便紫黑，少腹软而满尚未减，后用大黄䗪虫丸，久久方愈，乃知仲师抵当汤方治为不可易也。世有畏方剂猛峻而改用轻剂者，请以是为前车之鉴。

若脉数不解而下不止，必协热而便脓血也。

此承上节推言脉数不解之变证也。脉数为有热，《金匮》云："下利脉数，数而渴者令自愈。设不瘥，必圊脓血。"所以然者，热郁于里，必伤其血。设不下利则伤及胞中血海，而为少腹硬满之蓄血证；若下利不止，则久久必圊脓血（近人谓之赤白痢），此下利亦为热证。予治赤白利下，按其腹痛益剧者，多以大承气汤取效，间亦有转为寒证而用四逆、理中取效者，往往附子、干姜至四五钱。惟此证喜按，按之则不痛，其脉必沉迟而不见浮数，用白头翁汤多死。盖病之转移，攸忽万变，殆未可以胶柱而鼓瑟也（《金匮》原有桃花汤方治以去湿和中）。又按西医以伤寒第一期为肠窒扶斯，为太阳失表内传阳明之燥矢证（即大承气证），甚则为肠出血，即下利赤色者（热则为承气证，寒则为四逆证），并谓伤寒杆菌喜宿于肠内，此为大误。中医向无病菌之说，而治疗法常于病气在肌表先行发汗，一汗之后，病机已去，可见其初即有病菌，决不宿于肠间而宿于汗孔，故能于开泄肌表之时，一汗而排泄殆尽。惟其失表，菌杆之在汗孔者，渐入血络，由血络渐入肠中，乃有肠出血之证。张隐庵以此条协热，为协经脉之热，便脓血为经脉之血化而为脓，虽由凭虚推测于病理，要为不谬也。

伤寒，发汗已，身目俱黄，所以然者，以寒湿在里不解故也，以为不可下也，于寒湿中求之。

伤寒为病，有火劫发汗，伤其血液，血色见于皮外，而其身发黄者；有阳明之燥已成，太阴之湿未化，湿热内蕴而发黄者；有胆汁外溢，郁于皮里膜外，而病阳热无实之发黄者；有无汗、小便不利，而成水湿内蕴之发黄者。要未有发汗之后，反见身目俱黄者，盖阳明之病未成，必由胃中阳热迫水液成汗，然后胃中化燥，故发热汗多属阳明。其上膈津液未曾化汗者，则为痰涎，故颇欲吐，亦属阳明。先湿而后燥，故阳明中气反为太阴寒湿，发汗之后，不能发黄。其所以发黄者，必由发汗之后小便不利。"太阴篇"云："脉浮而缓，手足自温者，系在太阴。若小便自利者，不能发黄。"然则仲师于本条所谓以寒湿在里不解者，即小便不利之说也。寒湿在里，未曾化燥，无论三承气汤皆不可用，即麻仁丸亦在禁例。脉浮者，宜麻黄加术汤；脉浮身重者，宜防己黄芪汤；水气在皮中，宜白术附子汤。所谓于寒湿中求之也。

伤寒七八日，身黄如橘子色，小便不利，腹微满者，茵陈蒿汤主之。

伤寒七八日，为太阳初传阳明之期，身黄如橘子色，则非湿家如熏黄之比。然阳明之中气未尽化燥，必有小便不利而腹微满者，虽黄色鲜明，似乎阳热用事，而湿与热并居于腹部，故亦宜茵陈蒿汤，使湿热从小溲而出，则湿减热除，而黄亦自退矣。

伤寒，身黄发热者，栀子柏皮汤主之。

栀子柏皮汤方

栀子十五枚，甘草一两，黄柏二两。

上三味，以水四升，煮取一升半，去滓，分温再服。

伤寒化热，惟阳明腑证为多，其有不即化热者，则为太阴寒湿，以阳明中气为太阴故也。间有热胜于里，与湿并居者，则为阳明湿热，以胃热未遽化燥，犹未离乎中气之湿也。独有身黄发热者，阳气独行于表，而初无里湿之牵掣，则为太阳阳明合病于肌表，而为独阳无阴之证。故但用生栀子以清上，生甘草以清中，黄柏以清下，则表热清而身黄去矣。

伤寒，瘀热在里，身必发黄，麻黄连轺赤小豆汤主之。

麻黄连轺赤小豆汤方

麻黄二两，连轺二两，赤小豆一升，生梓白皮一斤，杏仁四十枚，大枣十二枚，生姜二两，甘草二两。

上八味，以潦水一斗，先煮麻黄，再沸去上沫，内诸药，煮取三升，去滓，分温三服，半日服尽。

伤寒为病，起于表寒，血热内抗，因生表热。血为脾所统，散在孙络，而密布于分肉之中，表热不从汗解，与太阴之湿并居，乃为瘀热在里，肌表为之发黄。麻黄连轺赤小豆汤，连轺以清上热，生梓白皮以清相火，赤小豆以去里湿，加麻黄、杏仁以疏肺与皮毛，大枣、生姜、甘草以助脾阳，使里气与表气相接，则湿随汗解而里热不瘀矣。按：此方连轺、赤小豆、生梓白皮合桂枝麻黄各半汤，而去桂枝、芍药。以卫气之阻，表汗不出而君麻黄；以营气虚而生热，而去桂、芍；以一身上下皆热，而用连翘、生梓白皮；以瘀湿成热毒留血分，而用赤小豆（《金匮》下血用之，痈脓亦用之，可证也）。又非以上三证之发黄，所可混同施治矣。

曹氏伤寒发微卷第四

汉南阳张机仲景 **撰**

江阴曹家达颖甫 **释义**

武进丁济华、四明沈石顽 **校订**

少阳篇

少阳之为病，口苦，咽干，目眩也。

少阳一经，不能独病，而其端常合于阳明。盖胃底原有胆汁，胃气逆，则胃底胆汁上冒而口苦。胆火上灼胃管，故咽干。胃热合胆火上熏于脑，故脑气一时昏暗，因而目眩。但口苦咽干尽人能辨之，惟目眩则向无确解。张隐庵据"六元正纪论"云，"少阳所至，为飘风燔燎"，以为风火相煽，似也。但病理虽明，病状未晰。予前十年，治同乡季仲文病亲见之。虽少阳病之目眩，未必一端，要不可谓非目眩之确证。予于上午诊视，即知其为口苦咽干，至日晡所病者在卧榻，见人视其疾者，皆若有骇怪之状。问其故，则曰来者面目悉如垂死之状，何也？盖此即所谓目眩也。抵暮，予至其寓，审其状，少阳证具，因用小柴胡汤，是夜吐出胆汁数口而愈。夫病以汗下解者为多，以衄解者已不多觏，不意少阳之证，竟有吐胆汁而解者，是亦足以补仲师之缺也。

少阳中风，两耳无所闻，目赤，胸中满而烦者，不可吐下，吐下则悸而惊。

足少阳之脉，起于目锐眦，支脉从耳后入于耳。手少阳支脉从耳后入耳中，出耳前，过客主人前，交颊至目锐眦。风邪中于上，故头先受之；风阳随经入耳，故两耳无所闻；风阳由目眦入目，故目赤；胆火上逆，故胸中满而烦。胸中满，非太阳失表，水气留于膈上，故不可吐；烦非胃中燥实，故不可下。误吐误下，虚其津液，于是心营伤于吐，脉必代而心必悸。胆汁虚于下，则怯弱多恐，神昏惊惕而不宁。悸则怔忡不定，惊则梦寐叫呼。悸为炙甘草汤证，以心营虚也（桂枝、甘草、人参、阿胶、麻仁、麦冬、生地、生姜、大枣）；惊为柴胡龙骨牡蛎汤证，以胆气弱也（柴胡、龙骨、牡蛎、黄芩、人参、茯苓、铅丹、桂枝、半夏、大黄、生姜、大枣）。救逆之方已详"太阳篇"中。故仲师于本篇不出方治，善读者当自悟之。火邪之桂枝去芍加蜀漆龙牡救逆汤，水饮之半夏麻黄丸，不在此例。

伤寒，脉弦细，头痛发热者，属少阳。少阳不可发汗，发汗则谵语，此属胃。胃和则愈，胃不和则烦而悸。

医道之失坠，固由于传授之不精，而误于认脉者，亦复不少。即以弦脉论之，今人皆知弦为肝胆之脉矣。肝为藏血之脏，禀少阳胆火以上交于心肺，下达于肾脏，而养一身之筋，故其气专主条达。其应于脉也，以条畅柔和为无病之脉，而非病脉也，故按之如循长竿梢。若弦脉之属于少阳者，为疟，为饮邪，为水气，为胁下偏痛。夫疟脉自弦，以汗液积于皮里膜外，而太阳寒水，非一汗而能尽也。痰饮脉弦者，以寒水留于上膈，久久化为痰涎也。水气所以脉弦者，以卫气不行于外，而水走肠间也。胁下偏痛所以脉弦者，以水气阻于肾关，而不达下焦也。况寒疝脉沉弦者，当下其寒。合诸证观之，则弦脉属于少阳，手少阳三焦为多。盖手少阳三焦与足太阳相合，上中二焦属淋巴管，分析而不归系统。水气化液外出于皮毛，自肾以下始有系统，为肾膀管，水由肾脏下泄于膀胱。《金匮》言："肿在腰以上当发其汗，肿在腰以下当利小便。"职此之由，独至少阳自病之伤寒，脉见弦细而头痛发热者，则病不在三焦而在胆。不似沉弦之为寒，弦滑之为饮、为疟，弦紧之为水，系在太阳三焦也。弦而细，则为无水气之脉。盖太阳寒水气盛，则从寒化，寒水气衰，则从燥化。故太阳与少阳合病，常有胁下偏痛者。独少阳自病，往往与阳明相系，为其从燥化也。盖水液充牣于皮毛肌腠，则病在太阳寒水，恶寒而体痛；水液不充，则寒从表受，热从里抗，则病少阳相火而头痛发热。所以然者，寒气以肌表液虚，外不能固，而直犯中脘，胆汁由十二指肠之端溢入胃中者，其亢热之气乃以有所压迫而上冲脑部，是为头痛，而其痛必在巅上。太阳病之发于阳者，亦当发热，但其证必兼恶寒发热，而不恶寒，其不为太阳可知。且阳明发热，法在多汗，今则阳热未甚而不见汗出，其不为阳明又可知。参核于二者之间，则其为少阳无疑。胆火本以津液不充之故，郁而上冒，以至头痛发热。若更以发汗，损其胃液，则胃底胆汁挟胃中浊热上冲脑部，而心神不能守舍，因发谵语。但此证究非胃家实，不同潮热满痛，故津液还入胃中，则胃气和而愈。津液不还，则燥气熏于膈上，心营耗损，烦热而动悸。此证脉结代，则炙甘草汤主之（炙草、人参、生地、阿胶、麦冬、麻仁、桂枝、生姜、大枣），否则小建中汤亦主之（桂枝汤加饴糖）。救逆之法已详"太阳篇"中，故仲师于本条不赘。独怪近人一见弦脉，便称肝阳，蒺藜、滁菊、金铃子、延胡索、沉香片、广郁金、金石斛、石决明、羚羊角、左牡蛎、青龙齿、柴胡、白芍等，杂凑成方，吾正不解其所治何病也。

本太阳病不解，转入少阳者，胁下硬满，干呕不能食，往来寒热，尚未吐下，脉沉紧者，与小柴胡汤。

太阳之病，脉本浮紧，太阳失表，汗液不泄，水气从淋巴管汇聚胁下（肾脏寒湿停阻，不得从输尿管下泄膀胱），因病硬满；水气入胃，胆汁不相容纳，则为干呕；胃气不和，故不能食；水邪注于胁下，阳热抗于胃底，故往来寒热。此证若经吐伤中气，气逆脉促，则宜生姜半夏汤以和中气；若经误下，水气与标热结于心下，则为痞，痞当从下解，故以泻心汤下之。其未经吐下，而胁下硬满，则所病犹为太阳水气，故宜小柴胡汤以汗之。要其脉之沉紧，为紧反入里则一也。

若已吐下发汗温针，谵语，柴胡汤证罢，此为坏病，知犯何逆，以法治之。

谵语有二：一为胃家燥实之谵语，一为热入血室之谵语。盖汗吐下温针，皆能坐耗水液。水液耗，则胃中与血分并生燥热。阳热上冲于脑，脑为心神所寄，一有感触则心神外亡，于是轻则为谵语，甚则为惊狂。故有先时极吐下，胆胃上逆脑部而发谵语，小便利者，则速刺期门以泻之；有火劫发汗而发谵语，小便利者，宜大承气汤以下之（仲师未出方治）。总之误用汗吐下温针，非病胃燥，即为血热，治法俱在"太阳篇"中，故曰以法治之。胃燥之证，轻则小承气，略重则调胃承气，最重则为大承气。血热之证，轻者刺期门，重者桃核承气，尤重者抵当汤，随证施治可也。

三阳合病，脉浮大，上关上，但欲眠睡，目合则汗。

三阳合病，太阳之病转入少阳阳明也。阳明之脉本大，太阳未罢，故浮。上关上者，左关属胆，右关属胃，胃底胆汁，合胃中浊热并生燥热，故浮大之脉独甚于关上；湿热盛于肌腠，故但欲眠睡；肌腠为孙络密布之区，属营分，湿热在营分，故目合则汗（营气夜行于阴，以夜则为卧寐之时，卫阳内敛，营气外浮也。汗随营气外泄，故目合即汗）。此证若胃中燥实，则汗为实热所致，宜大柴胡汤。若无胃实，则汗为胆中虚热，宜柴胡龙骨牡蛎汤。

伤寒六七日，无大热，其人躁烦者，此为阳去入阴故也。

少阳病至六七日，已经一候，为当传三阴之期。但少阳一证，传太阴者绝少。盖太阳一证，寒水当从汗解。汗出不彻，阳热转入阳明；汗液未泄者，遂并入太阴之湿。阳明之燥气上熏，膈上痰涎乃郁而欲吐，故"太阴篇"以颇欲吐者为传。设阳明阳热不盛，亦有太阳之后，即传太阴者，所谓于寒湿中求之也。少阳之传，不入少阴即入厥阴。所以入少阴者，则由手少阳三焦传入（腰以上为淋巴管，腰以下为输尿管）。三焦主水道，外散为汗，下泄为溺，皆恃相火为之排泄。相火日消则水脏不温，由是水脏固有之元阳，遏于寒水而不能外达，故有"吐利，手足逆冷，烦躁欲死"之吴茱萸汤证。所以入厥阴者，则由足少阳胆传入（胆管下注十二指肠之端，正当胃底幽门，故胃底有胆汁）。胆汁取资于肝脏之血液，助胃中消化，为生血之源。血之温度最高者，为其中含胆火也。胆火虚则其血不温，肝脾俱寒而生阳垂绝，故有"脉微，手足逆冷而烦躁，灸厥阴而脉不还"之死证。盖此二证，阳回则生，阳绝则死，较浮阳暴越之烦躁，用干姜附子汤、茯苓四逆汤者，尤为危笃。本节无大热而烦躁，实为少阴厥阴两证之渐，故仲师以为阳去入阴。盖其始则为无大热，其继即有逆冷、厥冷之变。《易》曰："履霜坚冰至。"盖言渐也。太阴为纯阴无阳，不当有烦躁之证，故不在此例。

伤寒三日，三阳为尽，三阴当受邪，其人反能食而不呕，此为三阴不受邪。

伤寒以二十一日为三候，三候相传，则三阳经尽，而当入三阴，此以最甚者言之耳。"太阳篇"云，七日以上自愈者为不传，则太阳之病原不必传阳明少阳。则二十一日以后，三经尽而不传三阴者，亦为伤寒通例。但必胃中胆汁与胰液、肝液相和，乃为能食而不呕，是亦太阳伤寒七日以上自愈之例也。

伤寒三日，少阳，脉小者，欲已也。

此节承上不传三阴而更言其脉也。伤寒第三候属少阳，"少阳"二字自成一句，与"脉小者"三字，不相连属。按少阳自病，则其脉弦细，细非小也。但弦急之中，脉细如丝耳。太阳转少阳则脉沉紧，沉非小也。但太阳内陷浮紧者，转为沉紧耳（二脉皆实而有力）。至三阳合病，则脉浮大。浮大者，阳热炽盛也。凡病热度增高则病进，而血热益张，其脉亦大。至于病势渐减，则热度渐低，脉亦较和，故脉小为欲已。此盖统三阳言之，特于"少阳篇"举其例耳，非专指少阳言之也。

少阳病，欲解时，从寅至辰上。

寅至辰上，为夜气清寒，至晨光微露之候，此时群动皆息，人于此时亦志气清明而坦白。孟子所谓夜气及平旦之气也，清露既降，草木养气，渐次萌动。少阳为病，为郁勃不宣之气，得此时清平和缓之气调之，而郁勃之气当解，此少阳之欲解，所以从寅至辰上也。诸家牵涉五行衰旺不可通。

太 阴 篇

太阴之为病，腹满而吐，食不下，自利益甚，时腹自痛。若下之，必胸下结硬。

太阴为湿土之脏，属脾。湿注太阴所主之腹部，则腹为之满。湿流于胃，胃不能受则吐；湿停中脘，则食不下；湿渗大肠，则自利益甚。寒湿在下，故腹时痛。湿为黏滞之物，非如燥矢之一下即去。若湿邪犹在上膈，下之转病结胸，此证腹满自利腹痛，皆四逆汤证。惟下后胸下结硬者，宜大陷胸汤，为其痰湿在上，非得甘遂、硝、黄不足以破其坚壁也。

太阴中风，四肢烦疼，阳微阴涩而长者，为欲愈。

中风一证，病由虽出于太阳，而其病气则常合于太阴。所以然者，则以风邪洄于肌肉，即内应于脾也。但此证阴寒则死，阳回则生。脾主四肢，阳回故四肢烦疼。脉右三部为阳，属气与水。阳脉微，则水气渐减。左三部为阴，属液与血。阴脉涩，则津液不濡。设阳微阴涩而见短促，则为血分枯燥，为阳热太过。若阳微而不大，阴涩而不滑，中见条达之脉，则湿邪去而正气渐复之象也，故为欲愈。

太阴病，欲解时，从亥至丑上。

太阴为病，常以地中蒸气为验，日晡所为阳微阴长之候，地中蒸气上升，病湿者，每感此气而加剧。若亥至丑上，为阴中之阴，风静露凉，地中蒸气至此概行消歇，故太阴之病欲解，常以此时为验也。张隐庵乃谓："太阴为阴中至阴，而主开。亥者，阴之极；丑者，地气开辟。"直似阳明谵语，令人无从索解。

太阴病，脉浮者，可发汗，宜桂枝汤。

脉浮缓可发汗，宜桂枝汤，此太阳中风方治也。此何以决其为太阴病？以曾见"腹满而吐，食不下，自利腹痛"之证言之也。脾主肌肉，太阳中风，风着肌肉而内应于脾，故用助脾阳之姜、枣、甘草以发之，语详"太阳篇"中。以太阴病见浮脉，则湿邪正当从太阳外泄，客从大门入，还当送之使出也。

自利不渴者，属太阴，以其脏有寒故也，当温之，宜服四逆辈。

湿邪渗入大肠，则为自利，使湿邪渐减，胃中必生燥热，于是有自利之后而转为燥渴者，至于不渴，则其为寒湿下利无疑。曰脏有寒者，实为寒湿下陷大肠，初非指脾脏言之。盖此证必兼腹痛，按之稍愈，用大剂四逆汤，可以一剂而愈，不待再计而决。盖寒阻而腹痛者，其气凝滞而不化，必待温药和之而气机始通也。

伤寒脉浮而缓，手足自温者，系在太阴。太阴当身发黄，若小便自利者，不能发黄。至七八日，虽暴烦下利日十余行，必自止，以脾家实，腐秽当去故也。

伤寒脉浮缓，本为太阳中风证，其病起于风中肌理，汗液不得外泄。汗出不彻，则太阳之水与太阴之湿并居，故曰系在太阴。按：太阳之传阳明，必先病湿，七八日化燥，乃为阳明承气汤证。或七八日暴烦下利，日十余行，则仍为太阴将自愈之证。但病之传变以小便之利不利为验，使小便不利，则身必发黄，而为茵陈蒿汤证；惟小便利者，虽同一不能发黄，不传阳明，必从太阴自利而解。盖脾家实而腐秽当去，与服调胃承气汤微溏其义正同，但使湿与热从大肠下泄，而已无余病。此太阴之病所以同于阳明，而两存其说也。今人但知三阳之后，始传太阴，皆非能读仲景之书者。仲师云："阳明为中土，万物至此无所复传。"可见阳病传阴，皆为药所误耳。

本太阳病，医反下之，因而腹满时痛者，属太阴也，桂枝加芍药汤主之。大实痛者，桂枝加大黄汤主之。

桂枝加芍药汤方

桂枝三两，芍药六两，甘草二两，生姜三两，大枣十二枚。

上五味，以水七升，煮取三升，去滓，分温三服。

桂枝加大黄汤方

即前方加大黄二两。

太阳桂枝汤证，本应发肌理之汗。所谓发热有汗，解外则愈者也。设不解其外而反攻其里，肌理中未尽之汗液，尽陷为太阴寒湿，由是腹满时痛。设验其病体，按之而不痛者，桂枝倍芍药以止痛，使其仍从肌理而解；若按之而实痛者，则其肠中兼有宿食，于前方中加大黄以利之，使之表里两解，然后病之从太阳内陷者，仍从太阳而解。益可信太阴之病由，直接太阳，不在三阳传遍之后矣。

太阴为病，脉弱，其人续自便利。设当行大黄、芍药者，宜减之，以其人胃气弱，易动故也。

病至脉弱，则血分中热度已低，芍药苦泄，能达血分之瘀。若脉道不充，按之而见虚弱，则血分不能胜芍药之疏泄，故于当用桂枝汤之证，芍药当减其分两。设其人续自便利，则太阴之湿，便当从自利而解，间亦有宿食未尽，腹中满痛，当用大黄者，分剂亦当从减。所以然者，以肠中本自通利，不似大实满者之难于见功，必得重用大黄。仲师言胃气虚易动，亦谓肠中通而宿食易去，原非有深意存乎其间，指桂枝加大黄证言之，非指倍芍药证言之也。

少阴篇

少阴之为病，脉微细，但欲寐也。

阴寒之证，血为水气所败而热度低弱，故脉微细。阳热主动而阴寒则主静，故但欲寐。黄坤载谓："脉微细必兼沉。"说殊有理。盖沉为里寒，如井水之无波，如坚冰之无气，故于法当温而不当发汗。少阴无表热，惟脉沉反发热者，为太阳少阴表里同病（太阳寒水属三焦，自腰以上有淋巴微管，自腰以下直达膀胱，乃有淋巴系统，腰中即足少阴脏。太阳标热本寒，寒水下陷少阴之脏，标热外出皮毛，故表里同病），有麻黄附子细辛汤一方。得之二三日，无里证者，有麻黄附子甘草汤一方。所谓无里证，少阴虽见虚寒，而太阳水气尚未化为痰湿也。故但用开表之麻黄，温脏之附子，而无俟细辛以除饮。外此则脉沉者，宜四逆汤；身体疼，手足寒，骨节痛，脉沉者，宜附子汤；下利脉微者，与白通汤；利不止，厥逆无脉，干呕而烦者，白通加人尿猪胆汁汤；腹痛，小便不利，四肢沉重疼痛，自下利者，宜真武汤。亦有寒饮干呕者，宜四逆汤，盖温里方治为多焉。大抵少阴一证，寒极则死，阳回则生。是故同一恶寒踡卧，手足温者可治，而逆冷者不治。但举一端，可以得其要领矣。

少阴病，欲吐不吐，心烦，但欲寐，五六日自利而渴者，属少阴也。虚故引水自救，若小便色白者，少阴病形悉具。小便白者，以下焦虚有寒，不能制水，故令色白也。

少阴病欲吐不吐，三焦水道因寒停止，蒸气不得上行也。水气不得上行，则上膈燥而不润，心营因燥而烦也。但欲寐者，阴寒在下而阳气不宣也。寒水在下，故自利。下寒，则蒸气不得上行，故口燥渴。膈上下津液皆虚，所为引水自救也。考久病之人，小便必黄者，阳气未绝于内也。至下焦虚寒，不能制阴寒之水，则肾阳已绝，故不受阳热蒸化，而小便反白。固知久病而小便色白者，皆危证也。脉微细而沉，利不止，厥逆，干呕而烦，故曰少阴病形悉具。上有虚热，下有实寒，遽投热药，必将倾吐而出，非用苦寒之猪胆汁，及咸寒之人尿，引之下行，恐不能受。夫惟曲以调之，乃能尽白通汤之力而收其效。但令肾水得从温化，蒸气上行，则心烦燥渴愈，下行之小便亦将色变矣。

病人脉阴阳俱紧，反汗出者，亡阳也。此属少阴，法当咽痛而复吐利。

脉右三部主水与气，属阳；左三部主精与血，属阴。脉之阴阳俱紧者，惟太阳伤寒无汗者有之，以其寒邪搏于外，血热抗于里，相持而不相下也。若见此脉而反汗出，则非表寒外束，而实为孤阳外越。孤阳外越者，阴寒内踞，阳气外脱而不归其根也。是故病不在太阳，而属少阴。虚阳在上，故咽痛；阴寒在下，故吐利。此与上节略同，为假热实寒证，盖亦白通汤加人尿猪胆汁之证也。

少阴病，下利，咳而谵语者，被火气劫故也，小便必难，以强责少阴汗也。

太阳寒水，以少阴肾脏为关键，寒水不能作汗外泄，乃下陷于寒水之脏，由下焦直泄膀胱。夫惟寒水壅阻，一时肾膀胱管中不能容纳，乃溢入回肠而为自利，此下利所以为少阴之本病也。惟咳而谵语，则为少阴证所本无。揆其所以至此变证者，则以火劫发汗之故。火劫发汗则阳气张，燥热上搏于肺则咳；燥热迫胃中，津液外泄，则胃热上蒙脑气，昏暗而为谵语；阳热张于上，吸其下行之水道，故小便难。譬之打火管者，细微之火气在管中能吸住人体，令毛孔中寒湿出于皮外。此证浮阳因火上浮，吸其下行之水亦犹此也。愚按：下利者，决不谵语，已见谵语当不复下利。此节当云："少阴病，下利，咳而谵语者，被火气劫故也。"如此则本病、变病较然分晰。窃意咳而谵语，当用调胃承气汤，使腑滞下行，则燥热之气除，而咳与谵语可止，如是则火气不吸引于上而小便通矣。

少阴病，脉细沉数，病为在里，不可发汗。

少阴为病，由太阳寒水下陷三焦，此时腰以上淋巴微管阳气渐减，不与肌理毛孔相接，泄为汗液。故脉细而沉数者，寒水下陷，孤阳将脱之象也。若更以表寒之故，误认为表阳不足，误用麻桂，而强责汗液外泄，势必阳气散亡而不疗其根，而恶寒益甚。仲师所以有不可发汗之戒也。

少阴病，脉微，不可发汗，亡阳故也。阳已虚，尺脉弱涩者，复不可下之。

少阴一证，血分中热度既低，不能外达肌理，水分中阴寒凝冱，不能外达皮毛。脉微则无阳，于无阳之证而发其汗，则阳气以外散而益薄，如烟之散，如火之灭，其人固已死矣。脉涩则血少而阴竭，于血少阴竭之证而下之，则阴血以下而益燥，如木之枯，如草之萎，而其人又死矣。此阳微所以不可发汗，阴虚所以不可下也。按："太阳篇"，尺中脉微，此里虚，须表里实，津液自和，便自汗出愈；脉涩为汗出不彻，更发汗则愈。脉象与此二证略相似，特此为太阳证言之耳。若已传少阴，则不惟脉微者当温，脉涩者亦当温。盖温则有气，气发则阴生；滋阴则无气，无气则阴不生。《内经》言劳者温之，正此意也。

少阴病，脉紧，至七八日，自下利，脉暴微，手足反温，脉紧反去者，为欲解也，虽烦下利，必自愈。

淋巴系统水液壅阻，不得阳气以和之，则阴寒隔塞不通，如坚冰积雪，久而益硬，故其脉沉弦而搏指，名之曰紧。脉之所以紧者，与寒犯太阳之浮紧同，阴邪外迫而阳气内抗也。少阴病脉紧至七八日，已过一候，使一候之中阳气当回，借如严冬暴寒，三五日必渐回暖。此证寒去利下，肠胃中凝洰积垢，与寒水俱从大便宣泄，如冰之解，如雪之消，而川谷潺湲矣。阴寒不见压迫，即里阳不复抵抗，脉因暴微。阴寒内解，里阳外达；故手足反温，脉紧反缓。虽至发烦下利，必不至死，此少阴一证，所以阳回即生也。益可证前条脉微、脉涩者，皆非温药不治矣。

少阴病，下利，若利自止，恶寒而踡卧，手足温者，可治。

少阴病，恶寒而踡，时自烦，欲去衣被者，可治。

少阴为病，独阴无阳，为必死之证。下利而利自止，则寒水已去，而微阳当复。恶寒踡卧为少阴本病，设恶寒踡卧而手足逆冷，利虽自止，此证尚不可恃。所以然者，脾胃主四肢，脾胃绝，故四肢冷，《内经》所谓"无胃则死也"。惟手足温，则中阳未绝，投以四逆汤大剂，可以克日奏功，故云可治。但亦有恶寒蜷卧而不下利者，譬之冬令雨雪不甚，虽当阳回冰泮之期，绝无潦水流溢。时自烦者，阳回之渐，欲去衣被，则阳气勃发之象也。盖人之一身动作，奋发则毗乎阳，幽昧则毗乎阴。方其恶寒蜷卧，一幽昧纯阴之象也；时自烦，则郁而欲动矣；烦而欲去衣被，则心气勃发，皮毛肌腠，阳气充溢矣。此证水气不从下消，当从汗解，但用桂枝加附子汤，便当一汗而愈，故亦云可治也。

少阴中风，脉阳微阴浮者，为欲愈。

中风之证，由太阳而系在太阴，故病发于肌理，内应于脾脏。肌理不解，太阳水气乃由手少阳三焦（即淋巴输尿管之原名）而陷少阴之脏。此证脉本浮缓，及水气下降，脉必沉弦而紧。若右三部阳脉见微，则水气不甚可知；左三部阴脉见浮，则在里风寒不甚又可知，故知其欲愈也。

少阴病，欲解时，从子至寅上。

天将大明，必极昏阍，星芒炯炯犹未也。气将转阳，必极阴寒，雾露不收，犹未也。自子至寅上，天光渐极昏黑（俗称寅卯不通光），阳气益复敛束（俗名五更寒），乃晦极将明，阴极转阳之大机也。少阴病之但欲寐、蜷卧，一昏阍之象也；恶寒脉微细，一独阴之象也。乃蜷卧者，忽然欲去衣被；恶寒者，忽然发热内烦，是即少阴病之转机。今以晦极将明，寒极将回之证，必于晦极将明、寒极将回时验之，故必从子至寅上，不见昏阍阴寒之象，方可信为欲解。否则日之方中，阳气甚隆，寒病遇此，何尝不稍稍和暖，然天阳一过，而证情如故矣，岂可恃为欲解乎？

少阴病吐利，手足不逆冷，反发热者，不死。脉不至者，灸少阴七壮。

太阴、少阴为病，多由太阳寒水内陷，陷于脾则并胃中宿食下走大肠而为自利，其状如涂泥，证属太阴；陷于肾则并手少阳三焦而为病。上中二焦，属淋巴微管，淋巴微管中水液泛滥四出，胃不能受则上逆而为吐；下焦属淋巴系统（即输尿管），淋巴系统水道横流，不及输泄则混入大肠为利，其状如河决堤，证属少阴。一则为溏泄，一则为洞泄，此太阴、少阴之辨也。惟人一身之阳热内藏于血，水受血热蕴蒸，乃化为气，为汗，为津液，为溺，为白血球。血中热度渐低（不足华氏九十五度），水乃渐寒，寒则泛滥，于是上吐而下利。手足及全身肌肉，皆受气于统血之脾脏，血中热度愈低，则手足俱冷，而一身肌肉俱寒。所以然者，为其一身之水液，一如严冬溪涧生气灭绝也。惟手足不逆冷反发热者，为不死之证。虽脉不至，但须灸足少阴太溪穴七壮。太溪在外踝后跟骨上，切姜成片，烧艾绒以灸，艾一团为一壮，使隔绝之里阳，与表阳相接，病必无害。盖火气虽微，使血行脉中，则甚有力。观"太阳篇"微数之脉节，当自悟之。

少阴病八九日，一身手足尽热者，以热在膀胱，必便血也，桃核承气汤主之。（此条订正）

此证与小便色白者相反。寒水太盛，则表证为手足逆冷，为恶寒蜷卧；里证为下利不止，为小便色白。所以然者，以一身之血分热度低弱，不能蒸化水液故也。若少阴无阳之证，延至八九日，忽然一身及手足尽热，此即上节谓"手足不逆冷，反发热不死"之证也。然后文突接"以热在膀胱，必便血也"二语，殊难解说。夫一身肌肉及手足，皆微丝血管及经脉流行之处，皆为脾脏所主，则一身手足尽热，似与膀胱绝无干涉。不知血分热度增高，水液必受灼烁，故久病发热之人，小便必黄赤而短。今以寒尽阳回之证，水气渐微，一身阳热蕴蒸，始而小便短赤，继而大便坚而色黑，热乃由肾及膀胱。胞中血海遇湿热郁蒸之气，势必化为衃血，外见少腹胀满硬痛之证。此与本篇三急下证大同小异，皆寒尽阳回之证，当下以桃核承气汤，使瘀血从大便而出，其病乃愈。然则本文"必便血也"下，当是脱去"桃核承气汤主之"七字。如此则本文"以"字文义，方有着落，"以"之为言，因也。盖因蓄血之证，原不能自行便血，其中自有治法在，若以为桃花汤证，则大误矣。

少阴病，但厥，无汗而强发之，必动其血，未知从何道出，或从口鼻，或从目出者，是名下厥上竭，为难治。

少阴为病，但厥无汗，为阴寒在里，阳气不能外达，此本四逆汤证，但温其里寒，水得温自能作汗。若强发其汗，三焦水液既少，不能供发汗之用，阳热随药力暴发，必牵动全身阳络。血随阳升，一时暴决而出于上窍，如黄河之溃堤，平吾山而溢巨野，不能限其所之。故或从口鼻出，或从目出，卒然难以预定。气脱于下，血冒于上，脱如垂死之离魂，冒如大辟之去首，脱者不还，故曰厥；冒者立罄，故曰竭；阴阳并脱，故称难治。此与妇人倒经败血出于口鼻者，固自不同。鄙意当用大剂炙甘草汤以复既亡之阴，复重用龙、牡、姜、附以收散亡之阳，或能于十百之中挽救一二。此亦仲师言外之微旨也。

少阴病，恶寒，身踡而利，手足逆冷者，不治。

少阴病恶寒，表阳虚也；身踡而利，里阳虚也；手足逆冷，中阳不达四肢也。盖人一身之卫气，为水液所蒸化，而卫气之强弱，实视血中热度高下为标准。血中热度渐低，皮毛中水液不能化气，卫阳因见微弱而病表寒。一身之肌肉皆为孙络所密布，血热与外寒相抗，是生表热，因有一时暴烦欲去衣被者。若一身肌肉血热不充，则血中黄色之余液尽成寒水，而踡卧不起，寒水下陷肠胃，因而下利。中阳既败，阳气不达四肢，手足因而逆冷，此证为独阴无阳，故云不治。盖人之将死，其血先寒。血不温则水不化气，营气亡于内，而后卫气亡于外。于无治法中求一线生路，惟有大剂四逆汤，或能救十一于千百也。

少阴病，吐利，躁烦，四逆者，死。

少阴为病，水气在心下，渗入于胃，胃不能受，因而吐逆。水气从三焦下注，输尿管容量太窄，不能相受，泛滥而入大肠，因而自利。阴寒内踞，真阳外浮，是生躁烦。目欲瞑而寐不安，口欲言而心不耐，一精气将脱之象也。脾胃内绝，谷气不达四肢，因而手足逆冷。试观无病之人，饥则身寒，饱食之后即一身手足皆热，此即脾胃阳气外达四肢之明证。今绝粒多日，故冷至肘膝，此即《内经》所谓"无胃则死"之证也。

少阴病，下利止而头眩，时时自冒者，死。

少阴为病，寒水太甚则为自利，若下利已止，便当寒尽阳回，此利止手足温者，所以可治也。然必身和脉微，时见微汗，乃为阴阳自和。若阴竭于下，而阳脱于上，则必有眩冒之变。盖血虚之人，往往头眩，下寒愈甚，必见戴阳。窃意此证当重用龙骨、牡蛎以潜阳，四逆汤以温肾，用大补气血之熟地、潞参以固脱。譬之油灯欲灭，火必忽然大明，或烟飞于上，益以膏油则火归其原矣，或亦愚者之千虑也。

少阴病，四逆，恶寒而身蜷，脉不至，不烦而躁者，死。

少阴病四逆，恶寒而身蜷，此四逆汤证也。加以脉不至，则通脉四逆汤证也。此证以阳回而生，以寒极而死，故时自烦，欲去衣被者，可治。若不烦而躁，则心阳绝，而肾阴独张，所谓阴凝于阳也。夫少阴一证，但令有一线微阳，即属再生之机。医者志在救危，宁不效而受谤，毋有方而不用。张隐庵谓"知死之所去，即知生之所从来，得一线生机而挽回之，功德莫大"，真至言也。

少阴病，六七日，息高者，死。

此俗所谓"肾不纳气"也。六七日已尽一候，一候已过，此时三焦水道，当渐化气。里气既和，血分不受阴寒逼迫，而脉之沉紧者当去，吸入之气当静。盖水与气本是一源，无病之人，吸入之气由鼻直抵丹田，呼出之气由丹田直出肺窍。此无他，气之下行为水，肾因收摄于下，水之上行为气，肺乃通调于上也。肾气下绝，肺气上脱，其息乃高。《金匮》云："在下焦者其吸远，难治。"高则易出，远则不至，同一例也。

少阴病，脉微细沉，但欲卧，汗出不烦，自欲吐，至五六日，自利，复烦躁，不得卧寐者，死。

少阴为病，大率寒水太胜，水气愈寒，则血中热度愈低，其脉因微细而沉。重阴之人，不能受清阳之气，故终日昏昏欲睡，此为少阴本证。汗出不烦，则心阳大衰；自欲吐者，阴寒迫于下，胃中阳气垂绝也。盖少阴之病，以中阳为生化之本，故"恶寒，蜷卧手足温者，可治"，以胃中阳气，尚能旁达四肢也。"时自烦欲去衣被者，可治"，以心阳郁而欲动，终不为阴寒所陷。譬之久闷思嚏，久卧思起，虽不遽达所愿，其中尚有动机存焉。若夫汗出不烦则心阳将绝，自欲吐则胃阳将绝，此时若早用"厥阴篇"通脉四逆加吴茱萸生姜汤，或可挽救一二。若以为病者安静不足虑，五六日后，自利烦躁，不得卧寐，真阳外脱，已无救矣。此仲师言外之微旨，向来注家无人道及，为可恨也。

少阴病，始得之，反发热，脉沉者，麻黄附子细辛汤主之。

麻黄附子细辛汤方

麻黄、细辛各二两，附子一枚（炮）。

上三味，以水一斗，先煮麻黄，减二升，去上沫，内诸药，煮取三升，去滓，服一升，日三服。

少阴病，得之二三日，麻黄附子甘草汤微发汗。以二三日无里证，故微发汗也。

麻黄附子甘草汤方

麻黄、甘草（炙）各二两，附子一枚（炮）。

上三味，以水七升，先煮麻黄一两沸，去上沫，纳诸药，煮取三升，去滓，温服一升，日三服。

此二节为少阴初病，及其未见吐利、逆冷诸里证，先行发汗，预防里证之治法。后节"无里证"二语，原自赅上节言之，后节"得之二三日"，即为申明前节始得之义。要其为有表热无里证，可以发汗而愈则一也。且前节之脉沉实，赅后节言之。《金匮》"水气篇"云："水气病，其脉沉小属少阴，虚胀者属气水，发其汗即已。脉沉者，宜麻黄附子汤。"所列方治，实为麻黄附子甘草汤，此即始得少阴病，必见沉脉之明证。初非见沉脉者，但宜麻黄附子细辛汤，不见沉脉者，方可用麻黄附子甘草汤也。盖太阳伤寒，未经发汗，水气由手少阳三焦（即西医所谓淋巴系统），并注寒水之脏，即为少阴始病，水气下注，故其脉沉；少阴始病，太阳标阳不随寒水下陷，故反发热；水壅寒水之脏，输尿管地窄，不能容纳，始溢入回肠而病自利，少阴始病水气，未经泛滥，故不见里证。反发热者，水脏之寒不能与表气相接，故于麻黄附子汤中，用气辛味烈之细辛温水脏而散其寒，使水气与表热相和而作汗。但无里证者，水气虽陷，与太阳标阳未曾隔绝，寒水之下陷实由中阳之虚，故于麻黄附子汤中用炙甘草以益中气，使中气略舒，便当合淋巴微管乳糜，外达皮毛而为汗。张隐庵乃独认麻黄附子甘草汤为发汗之剂，于麻黄附子细辛汤则否。要其谬误，特因前一节无"发汗"字，后节有"微发汗"句，强作解人。独不见《金匮》"水气篇"心下坚大如盘证，桂甘姜枣麻辛附子汤下有"分温三服，汗出如虫行皮中即愈"之训乎。岂加桂、甘、姜、枣才能发汗，去桂、甘、姜、枣即不能发汗乎？况麻黄、附子加炙甘草，尚能发汗，易以辛温散寒之细辛，反谓不能发汗，有是理乎？是所谓以其昏昏使人昏昏也。

少阴病，得之二三日以上，心中烦，不得卧，黄连阿胶汤主之。

黄连阿胶汤方

黄连四两，阿胶三两，黄芩、芍药各二两，鸡子黄二枚。

上五味，以水六升，先煮三物，取三升，去滓，内胶烊尽，小冷，内鸡子黄，搅令相得，温服七合，日三服。

少阴为病，多由寒水下陷，阴寒内踞，阳气格于四肢，故手足逆冷。里寒既胜，表阳复虚，故恶寒蜷卧。水气溢入大肠，故自利。究其阴尽阳回，亦当在七日经尽之后，要未有二三日以上，即病阳热者。黄坤载云："水脏在阳明为不足，在少阴为有余。有余则但欲寐，本篇之首章是也；不足则不得卧，'阳明篇'时有微热，喘冒不得卧是也。阳动阴静，相去天渊，断无二三日前，方病湿寒，二三日后，遽变燥热之理。此盖阳明腑热之伤及少阴，非少阴之自病。"其说颇为近理，为向来注家未能见及。胃中燥热上熏，故心中烦；阳热张于上，故不得卧。考其病原，实为血亏液耗，故不为白虎承气证，而为黄连阿胶汤证。按人一身生血之源，起于入胃之谷食，谷食多胶黏之性，其津液所化，即为白细胞，既而随营气上升，达于心肺二脏，乃一变而为红细胞。今以胃中燥热，阻其生血之源，则心肺无所承受，不待心脏血少而生烦，肺脏不得承胃中水谷之液，而水之上源垂绝。方用苦降之芩、连以清上热，阿胶、芍药以补血而行瘀，加生鸡子黄二枚培养中气，而滋生血生津之原（按：西医说鸡子含有发挥油，以助消化力，中有硫黄磷质。按：磷质为骨与髓之未成者，鸡骨本小，今在卵中，当以出卵之鸡推算，为数甚微。惟硫质为鸡子黄全部分热力。硫黄在中医原系增长胃中消化力之品，大致含于发挥油中，资人体内生活细胞之基质。愚按此即白血球之原质，又言鸡卵含有甲种维生素，能防止结膜干燥症，卵黄更含有乙种维生素，能防脚气病。予按：所谓维生素者，为精血环周之原料，足以滋燥除烦，心肾之交实有赖乎此）。但使津血渐复，心气得下交于肾，肾气得上交于心，乃得高枕而卧焉。

少阴病，得之一二日，口中和，其背恶寒者，当灸[①]之，附子汤主之。

附子汤方

附子二枚（炮），白术四两，人参二两，茯苓、芍药各三两。

上五味，以水八升，煮取三升，去滓，温服一升，日三服。

少阴病，得之一二日，正阴寒方盛之时，不应便知五味。隐庵以知五味释口中和，是不然。口中和当是不燥不吐。不燥则水气在上，不吐则胃中无热，不能与水气相抗。惟胃中无热而水气独盛，其证当下利而手足逆冷，不当独见背寒，其背恶寒则太阳之表证也。以少阴病而兼见太阳表寒，是宜先灸风池、风府以泄其表，然后用附子汤以温其里。按：六气之病，惟温病不当被火，以其津液先耗也。少阴证而见表寒，则在里之寒湿必甚，与温病之不当被火者，适得其反。故不妨先用灸法，以微除其表寒而通阳气，继乃用生附子、白术以祛皮中水气，且水寒则中气不达，于是用人参以和之，茯苓以降之。水寒则血凝，更用芍药以泄之，而表里通彻矣，此亦先解其表后温其里之意也。

---

① 灸：原作"炙"，据文义改。

少阴病，身体疼，手足寒，骨节痛，脉沉者，附子汤主之。

脾主肌肉及四肢，惟肾主骨。少阴为病，水胜而血寒，血中热度既低，阳气不能外达于肌肉，故身体疼；四肢为诸阳之本，阴寒内踞，则中阳不达四肢而手足寒；水寒则湿凝，湿流关节则骨节痛；水寒血凝，里阳不达，故其脉沉。而治法特主附子汤以温里，水得温则卫阳复，而渗入骨节之寒湿足以化气外出而内痛止，血得温则营气达，而肌肉手足之热度高，不复以脉络凝瘀而见逆冷酸疼诸证。所以独不用灸者，其无太阳之表寒也。

少阴病，下利便脓血者，桃花汤主之。

桃花汤方

赤石脂一斤（一半整用，一半筛末），干姜一两，粳米一升。

上三味，以水七升，煮米令熟，去滓，内赤石脂方寸匕，温服七合，日三服。若一服愈，余勿服。

少阴为病，水凝而血败，寒水过多，不及注肾膀而为溺，乃溢入回肠而下利。水寒血凝，浸成朽腐，乃便脓血。非温化其寒，而填止其湿，不惟下利不止，而脓血又将加剧。此证先下利而见脓血，与《金匮》先便后血正同，故桃花汤方治，亦与《金匮》黄土汤略相似。方中用赤石脂与用灶中黄土同，用干姜与用附子同，用粳米与用甘草同，惟下血为湿热伤血而下注，与水寒伤血不同，故彼方有黄芩而本方无之。下血为鲜血，与腐败而成脓血者，又不同，故彼方有养血之阿胶、地黄，而本方无之。此则二证之不可通治者也。试观痈疽之成，有湿热壅阻血络腐败而成脓血者，有寒湿壅阻血络腐败而成脓血者。若夫少阴之下利而见脓血，表热不生而脉微细，其为水寒血败何疑？妇人多淋带者，其经水必淡，血先腐也。夫脾为统血之脏，而主一身之孙络，血之热度以阴寒而益低，血之形质以浸灌而始败。自经渗漏不止，脾脏生血之膏液，益复空虚。故仲师立法，但令寒湿并去，脾精得所滋养，即下利脓血当愈。盖此证寒湿为第一因，由寒湿浸灌致内脏血络腐败为第二因，由下利而脾精耗损为第三因。方治所以用赤石脂为主药，干姜次之，而粳米又次之也，譬之芦灰止水，黍谷回春，土膏发而百物生矣。

少阴病，二三日至四五日，腹痛，小便不利，下利不止，便脓血者，桃花汤主之。

少阴为病，水盛于里，故恶寒。水寒而夺其血之温度，故无表热。二三日至四五日，已将及一候，设令阳气渐复，在里之寒水，当得从阳化气，从肌表外泄为汗。惟水寒内踞，血络凝瘀乃病腹痛，譬之冬令手足寒瘀而血凝，因病冻疮，始则结而成块，久则痒痛溃烂。少阴病之腹痛，便脓血，何以异此。假令当未下利，未便脓血之时，一见腹痛急用四逆汤以温之，阴寒内解，水气四出，则小便当利。小便利则水道得所输泄，决不至溢入大肠而下利不止。且阴寒一解，肌肉得温，脉络渐和，即不当更便脓血，所谓曲突徙薪也。惟其失此不治，水道壅塞，因见小便不利。水溢后阴，则下利不止。水寒血腐，因便脓血。证情与前证同，故治法亦同。桃花汤命意，说已见前，兹不赘。

少阴病，下利，便脓血者，可刺。

师但言下利、便脓血者可刺，而不言所刺何穴，张隐庵举可刺之由，为脓血之在经脉，此说良是。柯韵伯直以为当刺期门，不知同一下血，不能不研求虚实而辨其所从来。《金匮》云："妇人中风如结胸状，谵语者，此为热入血室，当刺期门，随其实而泻之。""阳明病，下血谵语者，此为热入血室，但头汗出，当刺期门，随其实而泻之，濈然汗出者愈。"今谓水寒血腐之少阴证，可与阳热血实者同治，此正与醉余梦呓略无差别，然则谓当刺期门者，妄也。按此证孙梓材言："当刺脐下一寸之关元。"此穴为任脉上行之经穴，下通胞中血海，上承脾之大络。刺之以泄寒毒，外覆以附子或姜片，灼艾而灸之，使寒湿得温化气，下利脓血乃愈。盖火气虽微，散入脉络中而力甚巨也。又云："此证若兼小便不利，当得兼刺合谷，不应，则更刺气海，而水道自通。"陈藏器之所指幽门二穴，交信二穴，虽不若柯韵伯之迂远，然究不若刺关元之信而有征耳。

少阴病，吐利，手足逆冷，烦躁欲死者，吴茱萸汤主之。

吴茱萸汤方

吴茱萸一升（洗），人参三两，生姜六两，大枣十二枚。

上四味，以水七升，煮取二升，去滓，温服七合，日三服。

少阴为病，设但见吐利，手足逆冷，此外绝无兼证，则方治当用四逆、理中，要无可疑。其所以四肢逆冷者，则因上吐下利，中脘阳气微弱，不能旁达四肢故也。顾同一吐利、手足逆冷之证，而见烦躁欲死，即不当妄投四逆、理中。所以然者，中阳既虚，则上下隔塞不通，浮阳上扰，因病烦躁。姜、附热药即以中脘隔塞之故，不能下达，反以助上膈浮热而增其呕吐，故但宜缓以调之。方中但用温中下气之吴茱萸以降呕逆，余则如人参、姜、枣，皆所以增胃汁而扶脾阳，但使中气渐和，津液得通调上下四旁，而呕吐烦躁当止。水气微者，下利将随之而止。设呕吐烦躁止而下利未止，更用四逆、理中以善其后，证乃无不愈矣。此可于言外体会而得之。

少阴病，下利，咽痛，胸满烦心者，猪肤汤主之。

猪肤汤方

猪肤一斤。

上一味，以水一斗，煮取五升，去滓，加白蜜一升，白粉五合，熬香，和令相得，温分六服。

病至三阴，大抵水寒湿胜，故下利一证见于太阴者固多，见于少阴者亦复不少。惟少阴之下利，常与手足厥逆、恶寒蜷卧相因，寒水盛而中阳败也。至于阴寒下注，胃液少而阳热上浮，乃有咽痛胸满心烦之证。胃液虚则胃底胆汁化燥，燥气上炎于食管，因病咽痛。肠胃中秽浊下行畅遂，上气始通，故有大便行后，因得噫嗳而胸闷始解者，有大便后得欠伸而胸膈始见宽者。惟肠胃中淋巴微管乳糜以下利而日减，大便即不得畅行而见后重，由是上气不通而病胸满。胃居膈下而心居膈上，胃热上熏，心乃烦乱。之三证，病气皆见于上，而病根实起于下利。因下利而胃中胰液、脺液、馋涎一时并涸，大便因是不得畅行。仲师因立猪肤汤一方，用猪肤以补胰液，白蜜以补脺液，加炒香之米粉以助胃中消化力，若饭灰然，引胃浊下行，但令回肠因润泽而通畅，则腐秽可一泻而尽。下气通则上气疏，咽痛胸满心烦且一时并愈矣（近世验方用猪油二斤熬去滓，加入白蜜一斤炼熟，治肺热声哑，意即本此）。

少阴病，二三日，咽痛者，可与甘草汤，不瘥，与桔梗汤。

甘草汤方

甘草二两（生用）。

上一味，以水三升，煮取升半，去滓，分温再服。

桔梗汤方

即前方加桔梗一两，煎法同前。

何以知为少阴病？以脉微细但欲寐也。脉微细则营热日消，但欲寐则卫阳日损。二三日咽痛，则已寒尽阳回而病在食管，胃热胜而燥气上逆。治之者当以清胃热为主，此固尽人而知之，然何以不用白虎汤而但用生甘草一味？盖生甘草能清热而解毒，胃热上蒸，血分郁久成毒，若疮疡然，痛久则溃烂随之矣。仲师用甘草汤，盖先于未成咽疮时预防之治法也。然则不瘥何以用桔梗汤？盖胃中燥热上僭，肺叶受灼则热痰胶固而气机不得宣达，非开泄肺气则胃中郁热不得外泄，故加开泄肺气兼有碱性之桔梗，以破咽中热痰，使热痰以润滑而易出，胃中热邪且随之俱泄，而咽痛可以立止。予尝见道士宋左丞治咽喉证，常用青梅去核，中包明矾，置瓦上煅灰，吹入病人咽中，热痰倾吐而出，虽疮已成者，犹为易愈。此亦仲师用桔梗汤之遗意也。

少阴病，咽中伤，生疮，不能语言，声不出者，苦酒汤主之。

苦酒汤方

半夏十四枚（七乃水之生成数，十四乃偶七而成，偶中之奇升也），鸡子一枚（去黄）。

上二味，内半夏着苦酒中，以鸡子壳置刀环中，安火上，令三沸，去滓，少少含咽之，不瘥，更作三剂。

此节病证治法，历来注家，多欠分晓。先言咽中伤而后言生疮，则因伤而成疮可知。然咽中何以伤，此不可不辨也。不能语言为疮痛，与不能饮食同，此言略无深意。但声不出，又属何因？曰声不出者，非无声也，有所阻碍故也。盖此证始因咽痛，医家刺以刀针，咽中遂伤，久不收口，因而生疮，至于不能语言，风痰阻塞，声乃不出。苦酒汤方治，以止痛润燥为主，生半夏入口麻木，有止痛之能，而下达风痰。犹恐其失之燥也，渍之以苦酒，则燥气化，所以止痛涤痰而发其声也；鸡蛋白以润燥，西医谓有甲种维生素，能防止结膜干燥证，而又恐其凝滞也，合以能消鸡蛋质之苦酒则凝滞化，所以润咽中疮痛而滋养，以补其伤也。近世相传喉中戳伤，饮食不下验方，用鸡蛋一枚，钻孔去黄留白，入生半夏一枚，用微火煨熟，将蛋白服之，伤处随愈，亦可证咽中伤为刀针之误，生半夏、蛋白之能补疮痛矣。曰咽之不瘥，更作三剂者，宜缓治不宜峻攻也。

少阴病，咽中痛，半夏散及汤主之。

半夏散及汤方

半夏（洗）、桂枝、甘草。

上三味等分，各别捣筛已，合治之，白饮和服方寸匕，日三服。不能散服者，以水一升煎七沸，内散两方寸匕，更煎三沸，下火令小冷，少少咽之。

少阴病咽痛，前既有甘草、桔梗汤矣，乃更列半夏散及半夏汤方治，既不言脉象之异，又无兼证可辨，则仲师同病异治究属何因？然前条但言咽痛，本条独言咽中痛，此其可知者也。方中用生半夏取其有麻醉性以止痛，并取其降逆去水以达痰下行，意当与咽中伤节同。用生甘草以清热而解毒，意当与甘草汤方同。惟桂枝一味，不得其解。按近世吴氏《咽喉秘集》中，有寒伏喉痹一证，略言此证肺经脉缓寒重，色紫不甚肿，若误服凉药，久必烂，其方治有用细辛、桂枝、麻黄者，甚有呛食音哑六脉迟细之阴证，用麻黄三钱、桂枝一钱、细辛二钱者。然则此咽中痛证，脉必迟细而缓，其色当紫，其肿亦必不甚。然则仲师之用桂枝，亦所以宣通阳气耳。以其寒在血分，故用桂枝而不用麻黄，且缘少阴不宜强责其汗故也（咽痛用桂枝，近世无人能解）。

少阴病，下利，白通汤主之。

白通汤方

葱白四茎，干姜一两，附子一枚（生用，去皮，破八片）。

上三味，以水三升，煮取一升，去滓，分温再服。

少阴病，下利，脉微者，与白通汤。利不止，厥逆无脉，干呕，烦者，白通加猪胆汁汤。服汤脉暴出者死，微续者生。

白通加猪胆汁汤方

即白通汤加人尿五合，猪胆汁一合。

上五味，以水三升，煮取一升，去滓，内胆汁、人尿，和令相得，分温再服，无胆汁亦可。

少阴为病，原以水盛血寒为的证。水盛则溢入回肠而下利，血寒则肢冷而脉微，血寒则水不化气，真阳不能上达。白通汤用葱白以升阳，干姜、附子以温中下，但使血分渐温，寒水化气上达，则下利当止。若服汤后利仍不止，水之盛者益盛，血之寒者益寒，而见厥逆无脉，甚至浮阳冒于膈上，而见干呕心烦。热药入口，正恐格而不受，故于白通汤中加咸寒之人尿，苦寒之猪胆汁，引之下行。迨服药竟，热药之性内发，阳气当行，脉即当出。但脉暴出为阳脱，譬之油灯垂灭，忽然大明；微续者为阳回，譬之炉炭将燃，起于星火。此为生死之大机，诊病者不可不知也。

少阴病，二三日不已，至四五日，腹痛，小便不利，四肢沉重疼痛者，此为有水气。其人或咳，或小便利，或下利，或呕者，真武汤主之。

真武汤方

茯苓、芍药、生姜各三两，白术二两，附子一枚（炮）。

上五味，以水八升，煮取三升，去滓，温服七合，日三服。若咳者，加五味子半斤，细辛一两，干姜一两；若小便利者，去茯苓；若下利者，去芍药加干姜二两；若呕者，去附子，加生姜足前成半斤。

肾脏下接膀胱，原属一身沟渠，而昼夜输泄其小便。然必血分充足，阳热无损，水道乃行。若阴寒在下，沟渠为之不通，譬之冬令池沼虽不遇坚冰，潦水不降，水道犹为壅塞。故少阴阴寒之证，二三日至四五日，寒水泛滥，并入太阴而成寒湿。腹与四肢为太阴部分，寒湿入腹则腹痛。湿与水不同，水则倾泻，湿则黏滞，小便所以不利也。寒湿停蓄腹部，中阳不达于四肢，故四肢沉重。寒湿凝洭阻其血络，因而疼痛。故真武汤方用芍药以定痛，茯苓、生姜、术、附以散寒而行水，此固少阴病水气在里之治法也。惟疼痛下"自下利"三字，直可据后文"或下利"三字而断为衍文。"其人或咳"下，为本方加减治法，咳者加五味、姜、辛，所以蠲饮；小便利者，去茯苓，不欲其利水太过；下利去芍药加干姜，欲其温脾，不欲其苦泄；呕者去附子加生姜，以水在中脘，不在下焦，故但发中脘之阳而不欲其温肾，此又少阴病水气外泄之治法也。

少阴病，下利清谷，里寒外热，手足厥逆，脉微欲绝，身反不恶寒，其人面色赤，或腹痛，或干呕，或咽痛，或利止脉不出者，通脉四逆汤主之。

通脉四逆汤方

甘草三两，干姜三两（强人四两），附子一枚（生）。

上三味，以水三升，煮取一升二合，去滓，分温再服。其脉即出者愈，面色赤者，加葱九茎。腹中痛者，去葱加芍药一两；呕者，加生姜二两；咽痛者，去芍药加桔梗一两；利止脉不出者，去桔梗加人参二两。

少阴为病，水寒而血败，水渗肠胃则中脘阳衰，不能消融入胃之饮食，而完谷不化。阴寒内踞而虚阳外浮，故里寒而外热；血中热度低弱，温度不达四肢，故四肢厥冷；血为寒水浸灌，不能流通脉道，故脉微欲绝；内真寒而外假热，故身反不恶寒而面色赤。寒湿内陷，故腹痛；水气留于心下，胃中虚寒，故干呕；

湿痰阻塞肺管，故咽痛；阴气以下利而日损，故利止而脉不出。通脉四逆汤用甘草、干姜以温中焦，生附子以温下焦。盖水盛血寒，为少阴本病，故以"下利清谷，手足厥逆"为总纲。惟兼见脉微欲绝，乃为通脉四逆汤本证。盖胃为生血之源，胃中寒则脉微。按："太阳篇"脉结代用炙甘草，则本方之甘草亦当用炙。惟里寒外热，外内不通，因病戴阳，面色乃赤，故加葱以通之；血络因寒而瘀，腹中为痛，故加苦平之芍药以泄之；呕者，为胃中有水气，故加生姜以散之；咽痛为湿痰阻滞，故加有碱性之桔梗以开之；利止脉不出，为里阴虚，故加人参以益之。此又通脉四逆汤因证加减之治法也。

少阴病，四逆，其人或咳，或悸，或小便不利，或腹中痛，或泄利下重者，四逆散主之。

四逆散方

甘草、枳实、柴胡、芍药。

上四味，各十分，捣筛，白饮和服方寸匕，日三服。咳者，加五味子、干姜各五分，并主下利；悸者，加桂枝五分；小便不利者，加茯苓五分（分俱去声）；腹中痛者，加附子一枚（炮令坼）；泄利下重者，先以水五升煮薤白三升，煮取三升，去滓，以散三方寸匕内汤中，煮取一升半，分温再服。

少阴病手足厥逆，原属水寒血败之证，故有恶寒踡卧、腹痛下利诸兼证。若四逆而不见恶寒踡卧、腹痛下利，其不为水寒血败，要无可疑，故不宜四逆汤之辛温，而宜四逆散之疏泄。所以然者，阳气不达于四肢同，所以不达于四肢者异也。胃为生血之源，而主四肢。水寒血腐，故血中温度不达于四肢而手足厥逆；湿痰与食滞交阻中脘，故血中温度不达四肢而手足亦见厥逆。但观四逆散方治，惟用甘草则与四逆汤同，余则用枳实以去湿痰宿食之互阻，用柴胡以解外，用芍药以通瘀，但使内无停阻之气，外无不达之血热，而手足自和矣，此四逆散所以为导滞和营之正方也。惟兼咳者加五味、干姜，与治痰饮用苓甘五味姜辛同；小便不利加茯苓，与用五苓散同；惟下利而悸则加桂枝，所以通心阳也；腹中痛加熟附子一枚，所以温里阳也。肺与大肠相表里，肺气阻塞于上，则大肠壅滞于下而见泄利下重。譬犹置中通之管于水盂，以一指捺其上则滴水不出，去其指则水自泄矣。泄利下重，于四逆散中重用薤白，与胸痹用瓜蒌薤白汤同意，皆所以通阳而达肺气。肺气开于上，则大肠通于下，若误认为寒湿下利而用四逆汤，误认湿热下利而用白头翁汤，误认为宿食而用承气汤，则下重益不可治矣。

少阴病，下利六七日，咳而呕渴，心烦不得眠者，猪苓汤主之。

少阴病，下利至六七日，正阴尽阳回之候。阳回则病机当见阳明，所谓少阴负趺阳为顺也。按"阳明篇"浮热在表，水湿内蕴，则有渴欲饮水、小便不利之证，故有猪苓汤方治，导水邪而清血热。今下利未止而见咳与呕之兼证，则为水湿内蕴，与"阳明篇"小便不利同；渴、心烦不得眠，则为热在血分，与"阳明篇"渴欲饮水同（饮水为饮寒水）。况心烦不眠，尤为湿热留恋营分之显据，此所以宜猪苓汤。猪苓汤方中所以重用阿胶也。

少阴病，得之二三日，口燥咽干者，急下之，宜大承气汤。

少阴病，自利清水，色纯青，心下必痛，口干燥者，急下之，宜大承气汤。

少阴病，六七日，腹胀不大便者，急下之，宜大承气汤。

少阴之证，多死于阴寒，不死于阳热，故黄坤载以少阴负趺阳为顺释全篇大旨，见地特高。三急下证，虽亦为亢阳之过，然终异于独阴无阳之证，令人无所措手，故予即从关于阳明者，以申黄氏未尽之义。口燥咽干当急下者，口与咽为饮食入胃之门户，胃中燥实，悍热之气上冲咽喉，则水之上源先竭，而下游将涸。口燥咽干，所当急下者，此也。自利清水，色纯青，心下痛，口干燥，病机亦出于胃。胃中阳热，协胃底胆汁下陷，则胃液涸而胃之上口燥，故心下必痛。口干燥者，舌苔或黄燥，或焦黑，而上下津液将竭，此下利纯青，由于胆汁与胃液同涸，所当急下者此也。六七日腹胀不大便，不惟胃燥，并大肠亦燥，尝见不大便者，小溲或短赤而痛，肾阴以肠燥而竭，腹胀不大便，所当急下者，此也。独怪今之医家，遇口燥咽干者，则用生地、石斛、瓜蒌根；腹胀不大便者，则用五仁、苁蓉、白蜜，期在清热养阴，卒之阴液告竭，终于不救，为可痛也。

少阴病，脉沉者，急温之，宜四逆汤。

四逆汤方

甘草二两，干姜两半，附子一枚（生）。

上三味，以水三升，煮取一升二合，去滓，分温再服。

少阴为病，水寒血败，前已屡言之矣。脉沉则为血寒，血寒于里，则皮毛肌腠间水液浸灌，愈不得化气外出，而表里皆寒。垂死之人，所以遍身青紫者，温气先绝，而热血先死也（今人动称发斑伤寒为危证，不知早用温药，原不必有此现象）。玩"急温之"三字，便可知生死之机，间不容发。四逆汤用生附子一枚，若畏生者猛峻，而改用熟附子，畏干姜辛热而改用炮姜，则无济矣。

少阴病，饮食入口则吐，心中温温欲吐，复不能吐。始得之，手足寒，脉弦迟者，此胸中实，不可下也，当吐之。若膈上有寒饮，干呕者，不可吐也，当温之，宜四逆汤。

饮食入口即吐，有肠胃隔塞不通而热痰上窜者，于法当下，此《金匮》大黄甘草汤证也。惟肠胃不实而气逆上膈者，不在当下之例。所谓"心中温温欲吐"者，譬如水之将沸，甑底时泛一沤。气之上逆者不甚，故欲吐而复不能吐（今人谓之泛恶）。始得之手足寒，则中阳不达可知，脉弦为有水，迟则为寒，寒水留于心下，故曰胸中实。此与"太阳篇"气上冲咽喉不得息者同例。彼言胸有寒，为水气在心下，故宜瓜蒂散以吐之；此言胸中实，亦心下有水气，故亦宜瓜蒂散以吐之。仲师所以不列方治者，此节特为少阴寒证不可吐而当温者说法，特借不可下而当吐者以明其例耳。惟膈上有寒饮干呕，其方治似当为半夏干姜散，轻则小半夏加茯苓汤。仲师乃谓宜四逆汤者，按：《金匮》云："呕而脉弱，小便复利，身有微热见厥者，难治，四逆汤主之。"少阴本证脉必微细，四肢必厥逆，水寒血冷，与《金匮》脉弱见厥相似，而为阴邪上逆之危候，故亦宜四逆汤也。

少阴病，下利，脉微涩，呕而汗出，必数更衣，反少者，当温其下，灸之。（此条订正）

"少阴病，下利，脉微涩"，此为水分太多，血之热度，受寒水压迫而益见低弱，此本四逆汤证。若呕而汗出，肺胃气疏于上，而小肠、大肠之积垢，必将以上部开泄而脱然下坠，故知必数更衣。盖一呕即汗出，汗一泄则更衣一次，汗再出则更衣二次，故云"必数更衣"。反少者，则为浮阳在上，吸引大肠水液而不得泄。然则"当温其上"之"上"字，当为"下"字之误，所灸必在足少阴太溪、三阴交诸穴。盖温下以收散亡之阳气，兼以温在里之虚寒，否则呕而汗出，方苦浮阳在上，而又温其上以张其焰，稍知医理者，尚不肯为，奈何诬仲师乎。

厥阴篇

厥阴之为病，消渴，气上撞心，心中疼热，饥而不欲食，食则吐蛔。下之，利不止。

足厥阴肝脏，居胃之右，而覆冒其半体，若醉人侧弁者然，而其脉络则下注两胁，更下则抵于少腹与足少阴水脏相出入。肝叶中为胆所寄，胆汁由胆管渗于十二指肠，适当胃之下游。胆汁转输胃底，故胃中亦有胆汁，与胰液、肝液、馋涎合并为消融水谷之助。惟胃中热则胆火炽，故有消渴一证。阳明病所以渴而饮水者，由于胃中热甚，兼之胆汁苦燥故尔。《金匮》论消渴，首列厥阴为病，次节兼论趺阳之浮数，正以胃中含有胆汁，生血之源不足，而苦燥之胆汁用事，然后见消渴之证也。更即《金匮》"男子消渴节"以证明之，《金匮》云："男子消渴，小便反多，以饮一斗，小便亦一斗，肾气丸主之。"盖手少阳三焦通行水道，中含胆火，下走肾与膀胱，出而为溺，昼随行阳之卫气外出皮毛而为汗，夜则随行阴之卫气下走注于宗筋。天之将明，宗筋特强者，中有胆火故也。晨起而小便，则胆火泄矣。少年失慎，缘是精液日削，胆火之趋于下游者，反成捷径。胆火主泄，小便乃日见其多，而上膈津液遂以不得淳蓄而日损，于是引水以自救，故小便愈多，口中愈渴，胃中消化力亦愈大。予尝见病房劳之人，贪味饱食，至死不改，则以胆汁之在胃中者，最能消食故也。此厥阴之病消渴，由于肝叶中泌出之胆汁合胃中亢热使然也（胃中本热，不能容水，胆汁少而他种液多，乃病痰饮）。俗工强分上消、中消、下消，抑末也。肝为藏血之脏，而其变为善怒，少年体壮之人夜多眠睡而不轻怒者，血分充足得以涵养胆汁，而柔其刚燥之性也；老年夜少眠睡而易怒者，血分不足，不能涵濡胆汁，而刚暴之性易发也。人心有所怫郁，一时含怒未发，心中猝然刺痛，俗谓之气撞心，亦曰冲心气；血虚风燥，胃底胆火炽逆，由胃络上冲于心，故心中热疼，此与七情郁怒伤肝之病似异而实同。此厥阴之病，气上撞心，心中热疼，亦由胆胃上逆，而发之特暴，不似消渴之由于积渐也。若夫水盛血寒，胃中凝积湿痰而胆火不炀，乃生蛔虫。湿痰充实于胃，食入则上泛，故饥不能食。胃中胆汁无消谷之力，因而纳减，蛔以久饥难忍，上出于膈，故闻食臭而出于口。此厥阴证之病"饥不能食，食即吐蛔"，实由胃中寒湿，胆火不能消谷，腐秽积而虫生也。语云："流水不腐，动气存焉耳。"污池积秽，鳅鳝生焉，有积秽为之窟宅也。故乌梅丸一方，干姜、细辛以去痰而和胃，乌梅以止吐，川椒以杀虫，黄连、黄柏以降逆而去湿，当归以补血，人参以益气，附子、桂枝以散寒而温里，故服后蛔虫从大便挟湿痰而俱去。方中杀虫之药，仅有川椒一味，余多除痰去湿、温中散寒之药，可以识立方之旨矣（须知湿痰之生，由于胆汁不能消水，而胃中先寒。胃中既寒，蛔虫乃得滋生，湿痰即蛔虫之巢穴）。以上三证大要，厥阴从中见少阳之盛衰，致成燥热寒湿诸变，惟下之利遂不止，则承上"饥不能食"言之。盖此证水盛血寒，饥不能食，原系胃中湿痰阻塞，若有宿食便不当饥，倘疑为宿食而误下之，利必不止。所以然者，以其人血分热度低弱，不能化水为气，泄出肌表，加以胃底胆汁为湿痰所遏，不能消水，而肠胃中淋巴管因亦被湿痰淤塞，失其排泄水液之权。故一经误下，水势乃直趋小肠、大肠而不可止也。本条自"消渴"下为胆火太甚之证，"饥不欲食"下为胆火不足之证。鄙人恐学者惑于俗工寒热错杂之谬论，故特分晰言之。

厥阴中风，脉微浮，为欲愈；不浮，为未愈。

凡脏之主血者，皆谓之阴，肝为藏血之脏，故称厥阴。人之一身，水以寒而主泄，水之所以能泄者，血热为之蒸化也。血以温而主藏，血之所以常温者，水借血热而散为气，阴寒不加凌逼也。故厥阴之病，与太阴、少阴同，阳回则生，寒极则死（血寒则死，故死后有唇口及遍身青黑者）。向者医家固称厥阴为风木，以肝主筋，当如木之条达而不当郁结也。此喻亦为近理，借如春风始生，草木萌芽，山谷启秀，郊野繁花，当是时，天气温和，厥阴之脏宜必无病。若夫寒风萧条，旷野寂寥，素雪晨飞，玄霜夕飘，木始病矣。吾意厥阴之病中风，手足必厥逆，脉必沉弦。风入腠理，营血暴寒，脾阳阻遏，故脉沉而手足当寒。脉微浮为欲愈者，以血分之热度渐高，营气有外达之机，风将从肌腠解也（此证宜桂枝加附子汤）。张隐庵乃曰："风为阳邪，脉主阴血，得阴血之微浮，而热病当愈。"岂知厥阴中风，原不为热病乎？若夫脉不浮而见沉弦，在里而不能出表，风将何自而解？故曰不浮为未愈也。

厥阴病，欲解时，从丑至卯上。

厥阴为病，不从标本而从中见之少阳，故有胆火合胃中燥热而病消渴及心中热痛者；亦有湿痰在胃，遏其相火，水盛血寒而病吐蛔者。然则厥阴之欲解，其为热证乎？其为寒证乎？舍此而不辨，何以知丑至卯上之欲解也？吾即据本篇通例释之，仲师言厥少热多，其病当愈；寒多热少，其病为进；热不除，便脓血者，不必死；下利，厥不止者，必死。则本条所谓欲解，其为寒尽阳回之证，要无可疑。考卯上属黎明，为天光初发之候。每岁之中惟夏至节令属卯正，冬至节令属寅末卯初，余则自谷雨至处暑皆在卯之上半时，自白露至来岁清明皆在卯之下半时，然则卯上固阴尽阳回之定候，而不可更变者也。然必曰自丑至卯上者，丑在夜半当阳回，半子之后属阴中之阳，嗣是由寅而卯，虽日未见光，而阳气已动。设厥阴寒证，当此微阳渐转之时，手足之厥者渐和，脉之沉弦者渐浮，或有微热而渴，其脉反弱，或脉来转数，有微热而汗出，皆为向愈之征，为其病气渐微，正气随天光而外出也，是故病者夜半或黎明神色清湛，即去愈期不远。若独语如见鬼状，则犹为厥阴血热，而非正气之复，为其脑气昏也。惟神色渐清，乃真为向愈。若必待日中阳盛，阴寒略减，不逾时而厥逆恶寒如故矣，岂可恃为欲解乎？（按：此条大旨与少阴略同）

厥阴病，渴欲饮水者，少少与之愈。

厥阴之病，最忌寒湿，寒湿太盛，则少阳阳热为水邪所遏，故常有下利不渴之证。惟其寒尽阳回，胃中阳气合胆汁而化燥，然后渴欲冷饮，但微阳初复，不能多饮，故曰少少与之。所以不用人参白虎汤者，则以厥阴之渴若死灰复燃，涓滴可灭，不似阳明之渴势若燎原，非一勺所能奏功，故厥阴之渴，无人参白虎汤证。又按此证必出于下利之后，与太阳证汗后之渴略同，皆为胃中液虚生燥，故欲饮水者，皆当少少与之，以和胃气，但使胃气一和，已无余病。惟厥阴一证，下利止后，三焦水邪尽泄，不似太阳汗后尚有寒水留阻膈上，使津液不得上行，故厥阴之渴，亦必无五苓散证也。

诸四逆厥者，不可下之，虚家亦然。

张隐庵曰："四逆而厥，温之犹难，岂有下之之理？"今曰不可下，所以申上文"下之，利不止"之意，此说良是。然所以为是说者，正为后文当下者之辨，盖不可下者其常，可下者其变也。按后文云："厥深者热亦深，厥微者热亦微。厥应下之而反发汗，必口伤烂赤。"盖四肢秉气于胃，胃中寒而见厥，固当用四逆以温之。若胃中有湿痰遏其中阳，不得达于四肢，或胃中有宿食，热邪内郁，则阳气亦不达于四肢而手足见厥。此与太阳初病不发热，数日后始见表热者正同，故先厥而后热，此厥之所以当下也。惟厥但手足冷，逆则冷过肘膝。冷过肘膝者，必无热证，故不第曰厥，而曰诸四逆厥，此即不可下之确证。但手足冷者，则固有热证也。设非手足见厥之证，实有当下者，何待仲师之赘说乎？至如虚家之不可下，特连类及之耳。

伤寒，先厥后发热而利者，必自止，见厥复利。

厥逆为中阳不达四肢，以为风起四末者，妄也。中阳不运则淋巴干中水液不得外泄（淋巴干在胸中，为水饮入胃，气水外泄之总区）。脾湿内停，因而下利，此本四逆汤证，不待再计者也。本节云："先厥后发热而利者，必自止。"此寒尽阳回之候，不烦顾虑者也。曰"见厥复利"，此寒湿未尽，由阳入阴之候，所当急温者也。是故大汗大下，利而厥冷者，四逆汤主之。大汗出热不去，内拘急，四肢疼，又下利厥逆恶寒者，四逆汤主之。何尝寒热错杂耶？若夫不可下条所云"虚家亦然"，则以亡血而厥，为血分热度愈低，故身热减而脉道虚也。

伤寒，始发热六日，厥反九日而利。凡厥利者，当不能食，今反能食者，恐为除中。食以素饼，发热者知胃气尚在，必愈。恐暴热来而复去也。后三日脉之，其热续在者，期之旦日夜半愈。所以然者，本发热六日，厥反九日，复发热三日，并前六日亦为九日，与厥相应，故期之旦日夜半愈，后三日脉之而脉数，其热不罢者，此为热气有余，必发痈脓也。（此条订正）

厥阴之证，先厥后热者，其病当愈。厥不还者，其病必死。究其所以发热者，则与太阳伤寒略同。太阳伤寒其始，水液在皮毛，为表寒所遏，故无热；其继，血热抗于肌理，水液由寒化温，故发热。厥阴之手足冷，亦由寒湿太甚，血中温度不得外达之故。惟其病由寒湿，故必兼下利；惟其血中热度与寒湿战胜，故先厥后热。盖先厥者病也，后热者正气复也。明乎此，然后可以辨厥阴之生死，而本条传写伪误，亦可藉以订正，不至为张隐庵注文所误。盖本条所举病证，为先热后厥。厥为病气胜，始发热六日，六日之后，旋复见厥，延至九日未已，而加之以下利。此正属寒湿过重，急当回阳之证，但得发热，即可不死。厥而利者，其脾阳本虚，当不能食，若反欲食，恐系寒湿下趋太急，自胃以下直达肛门而绝然不守。故有久利之人醒时思食，食已稍稍思睡即已遗矢，每食皆然，俗名肚肠直。凡下利见此证者，十不活一，名曰除中（张隐庵注云"中土之气外除也"，不可通。盖幽门至阑门无所阻也）。所以然者，为其胃气先绝也。惟食之以麦饼，食已发热，因知其胃气尚在（《金匮》云："病人素不喜食者，忽暴思之，必发热也"）。试观饥者身常恶寒，至饱食之后，手足忽然转热，此即胃气尚存之明证。故厥者食后发热，直可决其必愈，然犹恐浮阳之暴出旋灭，于是俟三日之后，诊其脉而见浮数，乃可决为寒尽阳回，而向愈之期即在旦日夜半。旦日为平旦，夜半者天阳微动之时，正上所言丑至卯上也。惟血分热度亦不可以太过，以六日之发热，九日之厥，续行三日之热，两两相较，为日适相当也。若更后三日，热仍未解，则为血热太过。血热太过者，必混脓血，故曰必发痈脓，非谓发生外证及一切内痈也。然则"食以素饼"下"不发热"之"不"字，实为衍文，否则下文"恐暴热来出而复去"云云，俱不可通矣。

伤寒，脉迟六七日，而反与黄芩汤彻其热。脉迟为寒，今与黄芩汤复除其热，腹中应冷，当不能食，今反能食，此名除中，必死。

伤寒脉迟，为寒湿太甚，血分虚耗之证。胃为生血之源，胃气虚寒，则谷气不能生血，脉道因迟，前于"阳明篇"食难用饱条已略见一斑。盖脉迟者，胃必虚冷也。设遇此虚冷之脉证，不用理中以温之，反用黄芩汤以消其仅存之阳气，则向之食难用饱，饱则微烦者，至此并不能食。尝见有寒湿下利之证，服芩芍汤后，腹中痛而利益甚者。按太阳伤寒于栀子汤条内，尚有病人旧微溏者不可与之之戒，而况黄芩之寒甚于栀子，虚寒者误服之有不腹痛下利者乎？若下利之后，反能纳谷，亦必上纳下泄，自胃中下十二指肠、小肠、大肠直抵肛门者，中间绝无阻碍，一如关门之不守，故曰除中。盖不待完谷不化之变，而已知其必死矣。

伤寒，先厥后发热，下利必自止，而反汗出，咽中痛者，其喉为痹。发热无汗，而利必自止。若不止，必便脓血。便脓血者，其喉不痹。

肺与大肠为表里，先厥后热，下利当止，原系厥阴顺证，盖寒湿将尽而阳气复也。惟血分热度太高，上迫胸中淋巴干水液外泄为汗，肺胃燥热，因致咽痛喉痹，所谓"大肠移热于肺"也。若先厥后发热而无汗，利以当止而不止，血分之热直与肠中湿邪混杂而便脓血，大肠之热不移于肺，故其喉不痹。予按：咽痛为燥气上淫肺胃，厥阴之证与少阴略同。要其便脓血则大相违异，少阴之便脓血为水寒血败，故方治宜桃花汤；厥阴之便脓血，为阳回血热，故独宜白头翁汤。不惟脉之微细滑数，大相径庭，而少阴之昏昏欲睡，厥阴之多言善怒，情形正自不同也。

伤寒，一二日至四五日，厥者必发热，前热者后必厥。厥深者，热亦深；厥微者，热亦微。厥应下之，而反发汗者，必口伤烂赤。

冬令暴寒，四五日必渐回阳。厥阴证一二日至四五日，厥者后必发热，寒尽阳回之理，宜亦与之相等。或始病发热者，后必见厥。但血热被寒湿郁伏者，久必反抗。夫所谓"厥深热亦深，厥微热亦微"者，譬如冬令雨雪连绵，坚冰凝冱，阳气伏藏，天气转阳，其发益烈，此天时之可证者也；又如以手入冰雪中，冻僵之后，至于指不能屈，久而血热内发，炽炭不敌其热，此人体之可证者也。须知厥阴之证，重寒则死，阳回则生，虽血热反抗太甚，有时便血及痈脓，以视一厥不还则大有间矣。夫厥阴寒湿之证，原不当下，上文"下之利不止，诸四逆厥者，不可下之"，言之已详，此又何烦赘说。惟寒郁于外，热伏于里，则其证当俟阳热渐回而下之，俾热邪从下部宣泄，而病已愈矣。若发其汗，则胃中液涸，胆火生燥，乃一转为阳明热证，为口伤烂赤所由来，此正与反汗出而咽痛喉痹者同例，由其发之大过而阳气上盛也。此证向予在四明医院亲见之，其始病予未之见，及予往诊已满口烂赤，检其前方，则为最轻分量之桂枝汤，案中则言恶寒。夫病在太阳而用桂枝，虽不能定其确当与否，然犹相去不远。既而病转阳明，连服白虎汤五剂。前医以为不治，老友周肖彭嘱予同诊，问其状，昼则明了，暮则壮热，彻夜不得眠。夫营气夜行于阳，日暮发热属血分，昼明夜昏与妇人热入血室同。热入血室用桃核承气，则此证实以厥阴而兼阳明燥化。病者言经西医用泻盐下大便一次，则中夜略能安睡。诊其脉，沉滑有力。予因用大承气汤日一剂，五日而热退，肖彭以酸枣仁汤善其后，七日而瘥。

伤寒病，厥五日，热亦五日，设六日当复厥，不厥者自愈。厥终不过五日，以热五日，故知自愈。凡厥者，阴阳气不相顺接，便为厥。厥者，手足逆冷者是也。

冬令暴寒，五日之后，天气必转温和。若转阳之后，严寒复作必较前为甚。所以然者，以地中郁伏之阳气，不复能反抗故也。伤寒厥阴证之手足见厥，殆与冬令之天时相等。仲师云："伤寒病，厥五日，热亦五日。"近世医家多以未经寓目，不能深信，然其理要可凭也。盖伤寒水分太多，血热不能相抗，则手足见厥。厥尽阳回，则血分热度渐高。水被蒸化为气，阴阳乃相顺接，而不复见独阴无阳之变。然犹恐浮阳之出而复去也，故必五日热后不复见厥，乃可决为向愈，否则血分热度愈低，必将复厥，向愈之期犹未可恃也。夫所谓"阴阳气相顺接"者，血为阴，气为阳，血分热度合华氏寒暑表九十五度（今则病表九十八度半）。太阳寒水被蒸成热，然后化气外泄，或含于皮毛之里而不大泄。阳之所以卫外为固者，实由营阴热度与之俱化，所谓"相顺接"也。若营热不及九十五度则水分不受蒸化，譬之釜底薪火微细，釜中满贮寒水，焉能成沸汤而气上出哉！是不为水火之既济，而为火水之未济也，所谓"不相顺接"也。若营热以渐而减，则里阳不达四肢而肘足逆冷矣。凡但手足冷者为厥，冷过肘膝者为逆。"厥阴篇"之厥，实赅冷过肘膝者言之。仲师恐人误会，故特举逆冷而申明之，而全篇言厥者准此矣。

伤寒，脉微而厥，至七八日，肤冷，其人躁，无暂安时者，此为脏厥，非蛔厥也。蛔厥者，其人当吐蛔。今病者静而复时烦者，此为脏寒。蛔上入其膈，故烦，须臾复止。得食而呕，又烦者，蛔闻食臭出，其人当自吐蛔。蛔厥者，乌梅丸主之，又主久利。

乌梅丸方

乌梅三百枚，细辛六两，干姜十两，黄连一斤，蜀椒（去汗）、当归各四两，桂枝、附子（炮）、人参、黄柏各六两。

上十味，异捣筛，合治之。以苦酒浸乌梅一宿，去核，蒸之，五升米下，饭熟捣成泥，和药令相得。内臼中，与蜜，杵二千下，圆如梧桐子大。先食后服十圆，日二服，稍加至二十圆。禁生冷、滑物、臭食等。

伤寒为病，血热盛则与表寒相拒而脉紧，更盛则表里皆热而脉大。脉微而厥，则血分热度低弱，不言可知，至七八日肤冷，则已逾一候而不见回阳，是为独阴无阳之的证。且其人躁急，坐卧不安，并无暂时之休息，则阴寒内踞，孤阳外越，一出而不还矣，谓之脏厥。所谓脏厥者，别于蛔厥言之也。然概名之曰脏厥，其病究在何脏？此不可不辨也。若第以肝脏言之，而脉固心所主也，四肢及肤固脾所主也，躁又肾寒阳越之证也，概以厥阴证名之可乎？大抵脏厥一证，由于水胜血寒，血中热度太弱，则主血之心脏寒而脉道微，统血之脾脏寒而四肢及肤冷，水脏寒则一身阳热脱根外出，而躁无暂安之时，是宜白通猪胆汁汤。盖合三阴而俱病，不当专以厥阴论治。脏厥者，因寒而厥，不同蛔厥之因痛而厥也。蛔厥为病，虫不动则安，静若无病之人，虫动而痛，则号叫反侧而见烦。此证因寒湿内壅，积为痰涎，蛔即从此滋生。譬之，尘秽蕴湿则生鼠妇，浊水成潦乃生孑孓，脏寒而蛔生，其情形适相等也。病蛔之人，胃中为湿痰所踞，纳谷常少，蛔饥而上窜于膈则痛，痛即号叫，少定得食而呕，即又号叫不已。所以然者，蛔争食而吐涎（蛔中多痰涎，其质略同蜗牛），咽中不能受，随时泛出，甚则蛔随方呕之时，倾吐而出。因其病由为寒湿痰越，故特用温中散寒、除痰去湿之乌梅丸，以破蛔虫之巢穴，巢穴破，蛔乃无所容身，不得不从大便出矣（多则五十余条，少亦二三十条）。亦主久利者，正以能去寒湿故也。

伤寒，热少厥微，指头寒，默默不欲食，烦躁，数日，小便利，色白者，此热除也。欲得食，其病为愈。若厥而呕，胸胁烦满者，其后必便脓血。

阴寒与阳热相等，则其病当愈，所谓"阴阳和者，必自愈"也。此证热少厥微，指头尚见微寒，盖即上"热微厥亦微"之证。

默默不欲食，则中气犹为未复。烦躁数日，则为浮阳上冒。若小便利而色白，则外有浮阳，里无余热。按"少阴篇"小便色白，为下焦虚寒。厥阴之小便色白，则为病后热除。厥阴所以贵热除者，盖阳回之后，太过恐有脓血之变证也。但必里热除而欲得食者，方是中气已复，为病愈之确证。能食则中气达于四肢，而手足当温。胃气和而不呕，所谓"有胃则生"也。若厥而呕，则胃气不和而中阳不达，胸中淋巴干及腰下输尿管，重为湿邪所阻，阳气不通而见烦满。烦满者，气机痞塞，郁而不纾之象也。夫浮阳无所依附，则不伤血分。惟湿与血热化合，乃致蕴蒸阴络，久久腐败，故其后必便脓血。此证与少阴便脓血者，寒热悬殊，治法违异，一或差误，皆足杀人。说详先厥后发热条，兹不赘。

病者手足厥冷，言我不结胸，小腹满，按之痛者，此冷结在膀胱关元也。

此承上节胸胁烦满言之。凡见厥者，中阳不能外达，胸中必见抑郁。若病者自言胸中舒泰如常，则手足之冷不起于脾胃虚寒可知。但手足之厥冷究属何因，此正不可以无辨。厥逆之原有二，不在中脘，即在下焦。但验其少腹满痛拒按，即可决为冷结膀胱关元（关元在脐下一寸），而为寒伤血海。按："少阴篇"云："少阴病，八九日，一身手足尽热者，以热在膀胱，必便血也。"盖血得热则行，故知其必便血；得寒则凝，故可断为血结。正不难比例而得之也。

伤寒，发热四日，厥反三日，复热四日。厥少热多者，其病当愈。四日至七日，热不除者，必便脓血。

伤寒，厥四日，热反三日，复厥五日，其病为进。寒多热少，阳气退，故为进也。

厥阴之名义，原以阴寒过甚，手足逆冷为标准，为其水寒血败，胆胃之阳热，有时而不继也。病愈之期，当以寒尽阳回为验，是故厥少热多则为将愈，寒多热少则为病进。师言伤寒发热四日，厥反三日，复热四日；又言厥四日，热反三日，复厥五日。皆假设之辞耳。其实厥一日，复热二日，亦为当愈；热二日，厥反三日，亦为病进，原不必拘于日数也。惟七日热不除者，则为阳热太过，故必便脓血。说详热少厥微条，不赘。

伤寒六七日，脉微，手足厥冷，烦躁，灸厥阴。厥不还者，死。

厥阴为病，常例厥不过五日，至过一候之期，而脉微手足厥冷，血分热度之弱已不可支，然使里阳伏而不出，尚有回阳之望。若夫心烦冤而不舒，手足躁动而不息，则为阴血寒于里，而微阳脱于外，法当灸足厥阴穴，若大敦、太冲、膝关、五里等，引上出之浮阳使之下行，则其厥当还。若其厥不还，则如夕阳欲没，草际微曛，香炭成灰，炉余星火，虽曰一息尚存，固已不可久恃矣。

伤寒，发热，下利，厥逆，躁不得卧者，死。

伤寒厥阴证，以“先厥逆，后发热下利”者为顺，以“发热下利而并见厥逆”者为逆。厥逆为水盛血寒，中阳不达于四肢，阴尽阳回乃见发热。虽下利未止，一见阳回发热，后必自愈。若发热下利，一时并见厥逆，固已阴寒内踞，而孤阳不归其根。设其人暂得安静，夜中卧寐尚有酣适之时，元气犹未散也。至于躁不得卧，则阴极似阳，柔和之气尽矣。"少阴篇"云："自利，复烦躁不得卧寐者，死；脉不至，不烦而躁者，死。"厥阴之病，亦正同此例也。

伤寒，发热，下利至甚，厥不止者，死。

此亦先见发热后见厥利之恶候也。此证如火着杯中汾酒，上火而下水，遇风即灭。虽标阳暂存，不能持久；又如灯盏之中膏油垂尽，火离其根，熛焰反出于烟气之末，盖阴阳离决之象也。窃意此证虽云必死，急用理中加生附以收外散之阳，加赤石脂、禹余粮以固下脱之阴，倘能十活一二，或亦仁人之用心也。

伤寒，六七日，下利便发热，其人汗出不止者，死。有阴无阳故也。（此条订正）

厥阴一证，虽曰阳回则生，而阳气暴出者亦在必死之例。六七日下利，在后节本系不治之证，盖本节"不利"之"不"为"下"字之误，"而利"两字实为衍文。当云"六七日，下利便发热，其人汗出不止者，死"。以六七日之厥，七日后忽然下利，正在下利，便见发热汗出不止之阳脱证，故云必死。如此则"便"字方有着落，谓其与下利一时并见也，如此则与末句有阴无阳亦为密合无间。发热在六七日后，则六七日之厥，不待言而可知。下利在六七日后，则六七日之不利反为赘说，故知"不"字当为"下"字也。按："少阴篇"："下利厥逆无脉，服白通加猪胆汁汤，脉暴出者死，微续者生。"汗出不止与脉暴出同，正如烟气上，离薪之熛火，立见灭熄，欲其复燃，岂可得乎？故曰有阴无阳也。

伤寒，五六日，不结胸，腹濡，脉虚，复厥者，不可下。此为亡血，下之死。

伤寒五六日，正厥阴证寒尽阳回之候，所谓"厥终不过五日"也。结胸乃胸膈不宽舒之谓，非如太阳之证，有误下成结胸之一证也。所谓"不结胸"者，盖胸中淋巴干，中医谓之上焦，寒尽阳回，其中水液当随阳外散，故上膈无痞闷之变。水湿不流入回肠，无下利腹胀之变，故腹濡。惟血分不充动脉管中，不能十分流动，故脉虚。血分热度愈低，势当复厥，此与上厥应下之条，适得其反。此证或因水寒血败，或因阳热太甚，伤及血分，致下利而便脓血，要之为亡血则一。此时血之温度，急用四逆汤以助之尚恐不及，若经误下焉有不死者乎？愚按此节正申明"诸四逆厥不可下"条"虚家亦然"之义，上条未明言虚家之为气与血，此更指血以实之。

发热而厥七日，下利者，为难治。

厥阴之证，以先厥后发热者为顺，为其阴寒去而真阳复也。若外有表热，依然四肢逆冷，则表热已属虚阳。若已经一候而厥不还，更加之以下利，则寒湿太甚，将恐下利不止，不免虚阳上脱，此其所以难治也。

伤寒，脉促，手足厥者，可灸之。

伤寒厥阴证，最忌血热消亡，脉促与"太阳篇"之脉紧同，在脏之血热与寒湿相抗，脉因见促。血热为寒湿阻遏，不能外达四肢，手足因厥。故必灸厥阴之穴以助阳气，但令血热战胜，阳气外达，而手足自温矣。

伤寒，脉滑而厥者，里有热也，白虎汤主之。

脉滑属阳明。《金匮》"腹满寒疝宿食篇"云："脉数而滑者，此有宿食，下之愈，宜大承气汤。""呕吐哕下利篇"云："下利脉迟而滑者，实也。利未欲止，急下之，宜大承气汤。下利脉反滑者，当有所去，下乃愈，宜大承气汤。"此可证脉滑之属阳明矣。厥阴证之脉滑而厥，胃底胆汁合胃中燥火生热，异于宿食不化。而手足之厥，实为阳盛格阴，故宜阳明证之白虎汤以清里热，但使中阳外达四肢，而厥逆自和矣。

手足厥寒，脉细欲绝者，当归四逆汤主之。若其人内有久寒者，宜当归四逆加吴茱萸生姜汤。

当归四逆汤方

当归、桂枝、芍药、细辛各三两，大枣二十五枚，甘草、通草各[①]二两。

上七味，以水八升，煮取三升，去滓，温服一升，日三服。

当归四逆加吴茱萸生姜汤方

即前方加生姜半斤，吴茱萸二升。

上以水六升，清酒六升，煮取五升，温分五服。

脾主四肢，亦主肌肉。心主血，亦主脉。水气胜则血寒，血之温度不达四肢，故手足逆冷；血热不充分肉，故身寒；水气留结心下，寒伤动脉之血，脉管中营分不充，故脉细欲绝。要知此证为水分太过，血分不足，故方用当归以补血，细辛、通草以散寒而行水，所以助心营而起欲绝之脉也；合桂枝汤去生姜而倍大

① 各：原作"合"，据文义改。

枣，所以扶脾阳而温手足之厥及肌肉之寒也。若其人内有久寒，心下水气不免渗入于胃，胃底胆汁不能相容，又必抗拒而见呕逆，故于本方中加吴茱萸以止呕，生姜以和胃。仲师虽未明言，要可于无字处求之。诸家解说，泥于本文，失之未核。

大汗出，热不去，内拘急，四肢疼，又下利，厥逆而恶寒者，四逆汤主之。

大汗出而热不去，病情似转阳明，然何以内拘急而四肢疼，此不可不辨也。凡筋脉拘急之痉证，则四肢及项背拘急，但拘急在表而不在内。盖人之内脏遇温则舒，遇寒则缩，故常有病痰饮而腰腹部分如带紧缚者，此即内拘急之明证也。疼与痛微有不同，疼即俗名酸痛，湿流关节之病往往有之。即此二证，已可决为寒湿在里之病，而不去之表热为浮阳，而非转属阳明矣。于是寒湿下陷回肠，则病下利。寒湿伤及血分，血热不能外达四肢肌肉，则兼见厥逆而恶寒，此其所以宜四逆汤也。

大汗，若大下利而厥冷者，四逆汤主之。

大汗泄于肌表，则胸中淋巴干发泄太甚，而膈上当病干燥。若大下利，则十二指肠以下淋巴微管乳糜，亦当以宣泄太过而病干燥。若其人血热尚存，当必以水液既尽而一身手足皆热，而反见厥冷者，则不惟内脏及大络之血，一时并见虚寒，而胆胃之中，绝无阳气足以外达，是其一身手足肌肉，但有死阴而无生阳，危在旦夕矣。尝见下利之人，日数十次，一身手足俱冷如冰，按之黏腻，似有汗液，所异于死人者，仅有一丝鼻息耳。非急用大剂生附子、干姜以温之，甘草以和之，病必不愈。盖视前证为尤危，所当急温者也。

病人手足厥冷，脉乍紧者，邪结在胸中。心中满而烦，饥不能食者，病在胸中，当须吐之，宜瓜蒂散。

病人手足厥冷，阳气不达于四肢，此正无可疑者。然阳气何以不达，此不可以不辨也。夫阳气之不达，大致阻于水湿。但有水分过多，充溢内脏，阳气消亡而手足厥冷者；亦有水分不多，湿痰阻于上膈，阳气内伏而手足厥冷者。阳气消亡，则独存不化气之寒水，故其脉沉弦，或微细。阳气内伏者，阳气与湿痰相持不下，故其脉乍紧。故其为病，属邪结胸中。阳气郁于上膈，故心中满而烦；湿痰渗入胃中，故饥不能食。此与“太阳篇”气上冲咽喉不得息，似异而实同。惟其湿痰阻于胸中，故吸气不得入；亦惟湿痰阻胸中，故阳气不得出。此其所以并宜吐之，且并宜瓜蒂散也。

伤寒，厥而心下悸者，宜先治水，当服桂枝甘草汤。却治其厥，不尔，水渍入胃，必作利也。（此条订正）

凡水气在膈上者，宜散之，此即《金匮》“水在腰以上当发其汗”之义也。厥阴证厥而心下悸，此时水在膈间，阻塞中脘，阳气不得外达四肢。水气在上焦者，不当参用下焦药，故“太阳篇”心下有水气已成留饮者，则为小青龙汤证，此即散之之义也。其有发汗过多，阳气上盛，吸水气上冲而心下悸者，则为桂枝甘草汤证。桂枝以助阳气，使之散入肌理而外泄。甘草和中而健脾，能助桂枝外散之力，此即桂枝汤发肌理之汗用甘草之义也。又能止上凌之水气以定心悸，此即脉结代、心动悸用炙甘草汤之义也。然则"厥阴篇"之厥而心下悸者，与太阳发汗过多、水气凌心者，同为上焦之证。水在上焦，不当用利水之茯苓，然则恐其水渍入胃作利，而先治其水，亦当用桂枝甘草汤，此云当服茯苓甘草汤则传写之误也。师云"却治其厥"，不出方治，盖即白通、四逆诸方可知，使学者于言外领取之。

伤寒六七日，大下后，寸脉沉而迟，手足厥冷，下部脉不至，咽喉不利，吐脓血，泄利不止者，为难治，麻黄升麻汤主之。

麻黄升麻汤方

麻黄二两半，升麻一两一分，当归一两一分，知母、黄芩、芍药、葳蕤各十八铢，石膏、白术、干姜、桂枝、茯苓、甘草、天门冬（去心）各六铢。

上十四味，以水一斗，先煮麻黄一两沸，去上沫，内诸药，煮取三升，去滓，分温三服。相去如炊三斗米顷，令尽，汗出愈。

厥阴伤寒，原有表寒里热当下之证，所谓厥应下之者是也。若大下之后，热除脉和则其病当愈。若夫寒湿因大下而陷，阳气不达，手太阴动脉沉迟，至于手足厥冷。寒湿在下，血分之热度益低，甚至下部趺阳、太冲脉不至，寒湿甚矣。然全系寒湿而不见他证，其病犹易治也。乃按其病情，亦既水寒血败，又因肝脏阴虚而胆火上逆，胃底胆汁生燥，上冲肺部，以至咽喉不利而吐脓血，加以在下寒湿为病而泄利不止，是为上热下寒，此时欲清上热则增下寒，欲温下寒则增上热，故曰难治。麻黄升麻汤，君麻黄、升麻以升提下陷之寒湿而外散之，所以止下利也；当归以补血，黄芩以清胆火，知母、石膏以清胃热，所以止吐脓血也；

葳蕤、天冬以润肺，所以治咽喉不利也；白术、干姜、芍药、桂枝、茯苓、甘草，所以解水分之寒湿，增营分之热度，而通利血脉也。但令水寒去而营热增，手足之厥冷自解矣。

伤寒，四五日，腹中痛，若转气下趋少腹者，此欲自利也。

此一节见寒湿下利之证，同于太阴、少阴者也。厥阴病，厥不过五日，则当四五日间，正寒尽阳回之候。若寒湿趋于足太阴部分而见腹中痛，此时不遽下利，或将水寒血败而见下脓血之桃花汤证。设或腹中痞塞之气忽然冲动，漉漉有声，直下而痛及少腹，必将转为寒湿自利之四逆汤证。试观病悬饮内痛者，服十枣汤后，始而痛在中脘，继而痛及腹部，迨后痛至少腹，乃不逾时而大下之矣。又如病阳明证者服大承气汤后，亦必气走少腹而后下，此大便欲行，气必下趋少腹之明证也。非用下药而转气自趋少腹，故知其欲自利也。

伤寒，本自寒下，医复下之，寒格，更逆吐。若食入口即吐，干姜黄连黄芩人参汤主之。

干姜黄连黄芩人参汤方

干姜、黄连、黄芩、人参各三两。

上四味，以水六升，煮取二升，去滓，分温再服。

伤寒本自寒下，此厥阴证之寒湿下利，同于太阴、少阴之证也，于法当温。乃医以为协热利，循《内经》通因通用之例，而更以承气汤下之，于是肠胃虚寒，阻格膈上之阳气。夫胃气寒者，多病吐逆，伏寒在内，格阳于上，谓之寒格。寒结于肠胃，则十二指肠不能容胆汁灌输，少阳上逆，必病呕吐，故有食入口即吐之变，则其证为胸中有热，肠胃有寒邪。然则"医复吐下之"，当云"医复下之"；"寒格，更逆吐下"，当云"寒格，更逆吐"。前句"吐"字，后句"下"字，皆衍文耳。盖此证与"太阳篇"呕而腹痛之黄连汤证略同，故干姜黄连黄芩人参汤方治，亦与黄连汤相似。所不同者，惟彼方多甘草、桂枝、半夏、大枣而无黄芩耳。按：《金匮》"下利脉滑者，当有所去，大承气汤主之"，是知热利原有当用下法者，医乃误寒利为热利而复下之耳。治法无下利而使之吐者，故知"吐"字当衍也。"太阳篇"呕而腹痛为上热下寒，其为寒格逆吐之证，与此正同，而方治之并用黄连、干姜亦与此同，故知当云"寒格，更逆吐"，而"下"字当衍也。

下利，有微热而渴，脉弱者，令自愈。

下利，脉缓，有微热，汗出，令自愈。设复紧，为未解。（此条订正）

厥阴下利，证属寒湿陷大肠，其脉当见沉紧，而其外证必兼厥逆恶寒而口不渴，无表汗又不待言矣。夫下利一证，寒极则死，阳回则生。阳气之回，又必以有微热为候。所以然者，正恐亢热暴出，反有便脓血之变也。但微热为寒尽阳回之第一步，又当参验其表里，或里湿尽而见渴，或下利后上膈未尽之水气从肌表外泄为汗，其证皆当自愈，故仲师并云令自愈也。予按：上节言脉弱与微热相合，是也；下节言脉数与微热不合，则传写之误也（脉数当见壮热）。然则"数"字当写何字之误？曰：观于下文"复紧为未解"，即可知为"缓"字之误矣。盖寒湿利，脉必沉紧，故必转为中风有汗之浮缓脉，然后汗出而利止，故脉复见沉紧，即可断为利未欲止也。

下利，手足厥冷，无脉者，灸之。不温，若脉不还，反微喘者，死。

此寒极则死之证也。下利而手足厥冷，则中阳不达于四肢。水寒伤血，至血分中热度消歇，而脉伏不鼓，是当通灸三阴诸穴，使阳气四达而手足当温。若既灸之后，手足依然逆冷，脉之伏者依然不还，而上膈反见微喘，则是血寒于里，气脱于外，虽有卢扁，无能为力矣。按此条之末，"少阴负趺阳为顺"句，当是"少阴篇"脱简，与上文义不相连属，另条附释于后。

少阴负趺阳者，为顺也。

少阴之证，重阴则死，回阳则生。虽厥阴之病，大略与少阴相似，但此语明指少阴。故黄坤载《悬解》移置"少阴篇"中，以为虽三急下证，治之得法，皆可不死，故少阴见阳明证者无死法。此即手足温者可治，欲去衣被可治之例也。

下利，寸脉反浮数，尺中自涩者，必圊脓血。

下利则寒水陷于回肠，其脉必见沉迟。而反见浮数者，即为寒尽阳回之验。若浮数之脉但见于寸口，而尺中自涩，尺中涩为血少阴竭，前于"少阴尺脉弱涩不可下"之条下，已略申其旨。但涩为凝定不流之脉，故在太阳为汗液凝涩不彻，则当重发其汗而流通之。少阴阳虚而尺脉弱涩，为阳虚之后，阴液不能作汗，则当温药以助之。独至厥阴之尺中脉涩，为胞中血海上连冲任，凝涩不通，其证必兼腹痛。上有热，下有瘀，故必圊脓血也。此非桃花汤证，亦非白头翁汤证，脓血尽则脉涩自愈。此即呕痈脓者，脓尽自愈之例也。

下利清谷，不可攻表，汗出必胀满。

下利清谷之证，前于"阳明""少阴"篇中两见，而皆为四逆汤证，温之尚恐不及，岂有攻表之理？按：此条当为"太阴篇"错简。盖太阳寒水不能作汗，下并太阴寒湿，冲激肠胃，始有下利清谷之变。少阴为寒水之脏，寒水泛滥，进入肠胃，不惟病情与太阳同，即治法亦同。此证表热里寒，前于"阳明""少阴"二篇，已举其例，则此证亦当为表热里寒。本太阳证而内陷太阴，表证仍在，故有不可攻表之戒，编纂者误列厥阴耳。胀满原属太阴寒证，下利清谷，中阳已不可支，更误发其汗，致一线微阳外散，阴寒乃独踞中宫，譬犹瓮中贮水遇寒成冰，瓮且因之爆裂。若经误治而成此变证，要惟有大剂回阳，尚当于十百之中挽救一二。独怪近世庸工，遇此恶候，谬称肝郁，日服金铃子散，以至于不救，是真不知死活者也。

下利，脉沉弦者，下重也；脉大者，为未止；脉微弱数者，为欲自止，虽发热，不死。

脉之沉弦为水，下利而见沉弦，则寒水直趋回肠而见下重，此本四逆汤证，必俟阳气恢复，其病方愈。然脉之沉弦，一转而为滑大，则寒去而水未去，一变而为热利下重之白头翁汤证，此所以诊其脉大，不待问而决其为未止也。惟按其脉于微弱之中，略见数脉，乃为阳气渐回，而利当自止。《内经》云："肠澼身热则死，寒则生。"为其湿与热并居肠胃，欲清其热，转滋其湿，欲燥其湿，转增其热。古未有白头翁方治，故曰死，其实非死证也。惟阳气渐回，脉不见滑大者，虽当发热，要为寒尽阳回之验，此其所以不死也。

下利，脉沉而迟，其人面少赤，身有微热，必郁冒，汗出而解。

下利清谷者，病人必微厥。所以然者，下虚故也。（此条订正）

此节文义"下利清谷"，当在"汗出而解"下，"其面戴阳"为衍文。盖下利脉沉而迟，证情原属寒湿，其人面少赤，身有微热，即血分热度犹存，可断为阳回之渐。阳热蕴蒸见郁冒，郁冒不已，外达皮毛肌腠，乃能汗出而解，此寒去阳回，所以为向愈之征也。若夫下利清谷，水盛血寒，其人必脉微而肢厥。所以然者，为其阴寒下注，肠胃中阳气垂绝，急温之尚恐不及，岂复能郁冒而解？此可知下利清谷者为另一证，当列"病人必微厥"上，今本列"必郁冒"上实为传写倒误。然则仲师所谓下虚，正以久利虚寒言之，盖以见阳热不回者之未欲愈也。"其面戴阳"似系"面少赤"注文，传写者误列正文耳（此条《金匮》亦伪误）。

下利，脉数而渴者，令自愈。设不瘥，必圊脓血，以有热故也。

下利一证，最忌寒湿内蕴，血分中热度低弱，寒湿内蕴则不渴，血热消沮则脉虚微。此本四逆汤证，今见脉数而渴，则湿邪将尽而血热渐复，此不治自愈之证也。间亦有不即愈者，则一变而圊脓血，盖即白头翁汤证，所谓"热利下重"也。此又阳气回复，失之太过者。然究为不死之证，慎勿嫌前后违异，而狃于四逆之方治也。

下利后，脉绝，手足厥冷，晬时脉还，手足温者生，脉不还者死。

下利脉绝，则心房血寒，欲强心房，莫如附子。手足厥冷，则脾脏血寒，欲温脾脏，莫如干姜、炙草。服药后，晬时心房得温而脉还，脾脏得温而手足之厥冷转热，则其病可以不死。盖此证不惟手足之厥冷，而肢体常有冷汗黏腻如膏油，按之冷如井底石。病者魂紫紫①飞越帐顶，身摇摇如堕万丈之深坑，直待阳回之后，膏汗始敛，神魂方定，盖去死不远矣。若服药后脉绝不还，则一身精血俱寒，殚祝融全力不能燃②既死之灰，罄橐驼平生未便活已枯之树，有惜其施治之太晚而已。

伤寒下利，日十余行，脉反实者，死。

伤寒下利日十余行，似犹未为甚也。据病情论则脉当浮弱，而反实者，盖腹中有物，下行太急则血气冲于上。故妇人之将产，则其脉洪大而搏指；大便时用力夫猛，则其脉亦搏指。搏指者，气下坠而脉上实也。下利日十余行，脉不应实，今反实者，则是血气胶固成瘕，壅阻回肠之内，虽下而不得通也。此证攻之不行，温之则生燥，故多有致死者。窃意当借用大黄牡丹汤以下之，兼通血分之瘀，倘能挽救一二，此亦仁人之用心也。张隐庵乃以日十余行为三阴三阳皆虚，故主死。世固有日夜八九十行，服大黄附子汤而愈者，岂三阴三阳反不虚耶？

下利清谷，里寒外热，脉微欲绝，汗出而厥者，通脉四逆汤

---

① 紫紫：原作"营营"，据文义改。
② 燃：原作"然"，据文义改。

主之。(此条订正)

下利清谷为完谷不化，胃中无火可知。胃底无胆汁，则不能消水。水挟谷食之未消者，下走十二指肠，由回肠直趋而下，是为里寒。寒踞中宫，阳浮于外，乃病外热，外热则汗出，里寒则手足见厥。按："汗出而厥"上当脱"脉微欲绝"四字，故用通脉四逆汤以强心阳而助血热，但使阳热渐回，其脉当出，手足当温。且温里则水化为气，在表之浮阳，亦以无所抵拒而归其根，而诸恙悉除矣。

热利下重者，白头翁汤主之。

白头翁汤方

白头翁二两，黄连、黄柏、秦皮各三两。

上四味，以水七升，煮取二升，去滓，温服一升。

何以知为热利？手足不寒而脉数，秽气逼人者是。下重者，湿与热并而下气不通也。气不通，则秽物不得宣泄。白头翁汤方治，白头翁、秦皮以清凉破血分之热，黄连、黄柏以苦燥除下焦之湿，然后热湿并去，而热利当止。盖下重之由出于气阻，气阻之由根于湿热，不更用疏气药者，所谓伏其所主也。

下利，腹胀满，身体疼痛者，先温其里，乃攻其表。温里宜四逆汤，攻表宜麻黄汤。

此节原文当列"太阳篇"医下之条上，编纂者误列厥阴也。盖太阳失表则内陷太阴，而病下利胀满，医者误与阳明吐后胀满同治，下以调胃承气，遂至下利清谷不止。此病情之次第，可以意会者也。故未经误下，因下利而胀满与因胀满而误下，至于下利清谷，均为四逆汤证。利止而表未解，至于身体疼痛，均之为麻黄汤证。若夫桂枝伪误已详论"太阳篇"中，兹不赘（又按：前后两条皆白头翁汤证，中间此条，亦夹杂不论）。

下利欲饮水者，以有热故也，白头翁汤主之。

厥阴下利，阳回之后，其利当止。阳回而利不止，即有便脓血之变，以阳热太重故也。但未便脓血之时，早有见端，当以欲饮水为之验。盖胃中生燥则渴欲饮水，而下利未止则肠中湿热未尽，而络脉受其蕴蒸。故方治亦以清凉养血之白头翁为主，而佐之以秦皮，清热之黄连为辅，济之以燥湿之黄柏。此又将见下重未及便脓血之期，而先发制病之治法也。

下利谵语者，有燥屎也，宜小承气汤。

不大便之谵语，下利色纯青，皆当用大承气汤，尽人而知矣。但有燥屎而下利，既无肠胃枯燥之变，亦无胆汁下泄之危。所以谵语者，燥屎不能随水液下行，秽浊之气上熏于脑，而脑气昏也。里热不甚，故不需咸寒之芒硝。且以肠中恶物胶固而坚，利用浸润而后下。若一过之水所能去，下利时宜早去矣，何待药乎（按：此条为阳明病，非厥阴本证，缘"下利腹胀满及欲饮水"条比例及之）？

下利后更烦，按之心下濡者，为虚烦也，宜栀子豉汤。

下利耗其津液，则在表浮阳不收，而在里余热不去，因病虚烦。此在"太阳篇"中，原属栀豉汤证，"厥阴篇"中何庸更列此条？盖亦为"下利腹胀满及欲饮水"条，比例言之也。下利后更烦，当以心下为验，若按之石硬，或痛，则有痰涎与宿食胶结胃

239

中，而为大小陷胸汤证。惟按之而濡，乃可决为虚烦，但清其余邪足矣。又按："太阳篇"心下痞，按之濡，为大黄黄连泻心汤证，此但云按之心下濡，其为无痞可知。有痞则为实，无痞则为虚。实则里有实热，虚则里为虚热，此泻心、栀豉之辨也。

呕家有痈脓者，不可治呕，脓尽自愈。

厥阴一证，常以中见之少阳为病。少阳之证善呕，故呕亦为厥阴之正病。厥阴寒尽阳回之后，阳热太甚，伤及血分，下行则便脓血，上出则呕痈脓。所以病延血分者，以胆火伤及血络故也。予按："厥阴篇"中便脓血与呕痈脓，皆无方治。以鄙意测之，便脓血者，当用排脓散（枳实、芍药、桔梗），以攻而去之；呕痈脓者，当用排脓汤（甘草、桔梗、生姜、大枣），以开而泄之。按：此证蓄血而成脓，病出于肝脏之热，而表证当见于目，以肝开窍于目故也。"百合狐惑阴阳毒篇"云，"病者脉数无热，微烦，默默但欲卧，汗出。初得三四日，目赤如鸠眼，七八日目四眦黑。若能食者，脓已成也，赤小豆当归散主之"，疑即此证也。但此证不当止呕，当令毒从口出，脓尽而血自和，否则强欲止呕，毒留于中，有内溃而死耳。

呕而脉弱，小便复利，身有微热，见厥者，难治，四逆汤主之。

胃中虚寒，则呕而脉弱。下焦虚寒，故小便自利。阳气浮于外，故身有微热。阴寒踞于里，故手足见厥。外阳而内阴，其象为否，为阴长阳消，故曰难治。张隐庵独指身有微热为阴阳之气通调，殊不可通。四逆汤温肾而暖胃，故以为主治之方也。

干呕，吐涎沫，头痛者，吴茱萸汤主之。

寒湿留于上膈，脾胃因虚寒而不和，则干呕而吐涎沫。清阳不升，浊阴上逆，则为头痛，俗以为肝阳上升者，谬也。吴茱萸汤，吴茱萸以祛寒而降逆，人参、姜、枣以补虚而和胃，即其病当愈。盖其所以头痛者，起于干呕气逆而上冲也。其所以吐涎沫者，起于脾胃虚寒，脾虚则生湿，胃寒则易泛也。考吴茱萸辛温，主温中下气，最能散肝脏风寒，故于厥阴寒证为宜也。

呕而发热者，小柴胡汤主之。

肝脏阴虚则胆胃上逆，因有呕而发热之证。盖太阳水气不能作汗，因成湿痰，留积上膈，致少阳胆火郁而不达，则上泛而为呕。寒湿在皮毛之里，正气与之相抗，是生表热。此证必先形寒，或兼头痛。若发有定候，即当为疟，且其脉必弦，为其内有湿痰也；其口必苦，为其胆汁上泛也。小柴胡汤，柴胡以疏表，黄芩以清里，半夏以降逆，人参、炙草、姜、枣以和中，则呕止而热清矣。按：此方治疟，最为神效，今人废弃不用，是可惜也。予谓此证，若但热不寒，当从桂枝白虎汤例，于本方中加石膏、知母；若寒重热轻，当从太阳伤寒例，加桂枝、干姜，明者辨之。

伤寒，大吐大下后，极虚复极汗者，其人外气怫郁，复与之水，因得哕。所以然者，胃中寒冷故也。（此条订正）

伤寒大吐大下，则津液内损。极虚而复极汗，则津液外损。外气怫郁者，阳气因极汗外浮，而表热不彻也。津液内损则渴，若以发热而渴之故，而误为实热，复以冷水与之，即病寒呃，此无他。汗吐下之后，胃本虚寒，复与之水，以益胃中之寒，必且呃而愈逆。盖"以发其汗"四字，实为衍文。遍考古方未闻有以水发汗者，即服五苓散后，有多服暖水发汗之条，要其所以发汗者，在五苓散而不在水。况按之本文，初未尝言暖水乎，向来注家含糊读过，可笑亦可叹也。

伤寒，哕而腹满，视其前后，知何部不利，利之即愈。

伤寒呃逆之证，有宜橘皮生姜汤者，有橘皮生姜竹茹汤者，此其常也。然予曾见毗昆陵蒋姓伤寒发黄证，不大便而呃四日矣。予以大承气加茵陈蒿下之，黄去而呃亦止，然后知仲师所谓"视其前后，知何部不利，利之即愈"，为信而有征也。夫小溲不利之呃逆，予未之见，但以理测之，当与不大便同。盖必下部无所阻碍，然后吸入之气与呼出之气，流动而冲和，虽间有噫嗳，而其气自顺。一有阻碍则入既不顺，出乃愈激，故前部不利则用五苓，后部不利则用承气，不烦疑虑者也。

霍乱篇

问曰：病有霍乱者，何？答曰：呕吐而利，是名霍乱。

病之有霍乱也，始见于《汉书·严助传》，所谓"夏月暑时，呕泄霍乱之病相随属"者是也。其病南方为甚，西北高燥之地，实所罕见。盖地气卑湿，遇天时阳气外张，蒸气之逼人益炽，汗泄太甚，则营热而燥渴，渴则冷饮。设饱食之后，继以冷食，譬之冷茶与热茶搀和，冷羹与热羹搀和，不旋踵即泛呕，上下动摇，已成臭恶之物。此无他，热者有气，冷者无气，冷加于热则气不行，而蕴湿于内。湿蕴则宿食朽腐，糟粕冒于上，水湿渍于下，中气忽然倒乱，浊气反升，清气反降，上呕而下泄矣。故知霍乱之名，专以吐利交作言之。近世医家，遇不吐不利之证，漫以干霍乱为名，不可解也。

问曰：病发热，头痛，身疼，恶寒，吐利者，此属何病？答曰：此名霍乱。霍乱自吐下，又利止复更发热也。

前节既以"呕吐而利"为霍乱之定名，此为不兼他证者言之，犹易辨也。若见发热头痛，身疼恶寒，而仍兼吐利者，则易与太阳伤寒相混。仲师恐人不辨其为霍乱，而漫以麻黄、葛根二汤为治，故设问答以明之，使人知施治之缓急，此亦"太阳篇"先救其里后身疼痛之例也。故无论表里同病，及吐利止而表证仍在者，皆当后救其表，此伤寒霍乱之所同，不可以混合者也。所谓"利止复更发热"者，谓先治其里，吐利止而表证仍在也，此即先本后标之例也。谨按：五月阴气生于黄泉之下，至六月则为二阴，七月则为三阴，虽天时甚热而人身胸腹按之常冷，与井水相应，是为伏阴。加以长夏湿土司令，瓜果冷饮混投伏阴部分，皆足以伤中气。况大汗旁泄之期，皮毛大开，昼苦炎热，夜中贪凉，风露必乘其虚而闭遏汗孔，由是三焦水气与未尽之魄汗混杂为一。表气不通则兼病伤寒，中气不通则吐利交作。治以四逆、理中，药剂太轻，尚恐不及，以致四肢厥冷，无脉而死。吾友丁甘仁每论及此，为之痛恨。无如近世市医不知天时，不通易理，创为《霍乱新论》，多用芩、连苦寒之品，中气之败，而医更败之，则是不死于天时，不死于病，而死于医也。往年章次公治杨志一病，曾论及此，因附存之。间亦有浮阳在上，阴寒在下，须热药冷服而始受者；又有浮热上冲，必先投黄、连逆折其气，始能受热药者。要其为里寒则一，是在临证时明辨之耳。

伤寒，其脉微涩者，本是霍乱，今是伤寒，却四五日至阴经，阳转入阴，必利。本呕，下利者，不可治也。欲似大便而反矢气，仍不利者，此属阳明也，便必硬，十三日愈。所以然者，经尽故也。（此条订正）

伤寒，其脉微涩，此在三阴篇中，原为四逆汤证。所以然者，体温弱而结液不能化气，水盛而血寒也。本是霍乱，今是伤寒，即承上节"利止复更发热"言之，谓霍乱止而表证仍在也。设当其发热恶寒，头痛身疼，病在太阳之时，即用麻黄加术汤以救其表，则不难一汗而愈。惟其失此不治，四五日后，太阳水气合并太阴，转病寒湿下利。然则"上转入阴"，当为"阳转入阴"之误，谓其由太阳失表转入太阴，盖即阳去入阴之说也。曰"本呕，下利者，不可治"，非谓其必死也，谓其上热下寒不可专治下利也。此证欲治下利，必用热药，格于上热，而入口即吐，当奈何？故上热轻者，有热药冷服之治，或用黄连汤，温凉并进，或于白通汤中加人尿、猪胆汁，降呕逆而兼温里寒，此皆不可治之治法也。惟三阴之证，独阴则死，回阳则生，故必转属阳明，湿尽便硬，然后当愈。曰"欲似大便反矢气，仍不利"者，湿尽之明证也。霍乱之证，起于暑令，与中风同，以六日为一候，十三日为阳明经过之一日，故曰十三日愈，下文所谓"过之一日当愈"也。

下利后，当便硬，硬则能食者愈。今反不能食，到后经中颇能食，复过一经能食，过之一日当愈。不愈者，不属阳明也。

霍乱一证，本属吐利，则便硬为难，若大便转燥，则寒湿除而中阳当复，故能食，以便硬为期。曰"今反不能食，到后经中颇能食"，谓三候之少阳十八期内也。当传少阳，而胃底消食之胆汁当盛，故偏能食。惟愈期属阳明者，愈期在阳明期后一日，即上文所谓十三日。十三日不愈，或至过经四五日而愈者，阳气之回复，当兼系少阳、阳明也。

利止，恶寒脉微，而复利，亡血也，四逆加人参汤主之。（此条订正）

四逆加人参汤方

于四逆汤内加人参一两，余依四逆汤服法。

霍乱本吐利，若利止之后，恶寒脉微而复利，此为统血之脾脏，不得血中温和之气，发脾阳而消水，故使复利。盖血之本气至热，血不足则热减而寒胜，此盖申上文脉微涩条而补其方治。"利止"字当在"恶寒"上，"亡血也"三字直谓统血之脾阳以久利而虚耳，非吐衄、便血之谓。故方剂但用四逆加人参，而绝无当归、生地、阿胶之属，为其立方本旨，原为增长血中温度而设，非谓亡有形之血也。

霍乱，头痛发热，身疼痛，热多欲饮水者，五苓散主之。寒多不饮水者，理中丸主之。

理中丸方

人参、甘草、白术、干姜各三两。

上四味，捣筛为末，蜜和为丸，如鸡子黄大，以沸汤数合，和一丸研碎，温服之，日三四服，夜一服。腹中未热，益至三四丸，然不及汤，汤法以四物依两数切，用水八升，煮取三升，去滓，温服一升，日三服。若脐上筑者，肾气动也，去术加桂四两；吐多者，去术加生姜三两；下多者，还用术；悸者，加茯苓二两；渴欲得水者，加术足前成四两半；腹中痛者，加人参足前成四两半；寒者，加干姜足前成四两半；腹满者，去术加附子一枚。服汤后如食顷，饮热粥一升许，微自温，勿揭衣被。

凡物冷热相搏，则味变而质败。近人于饱食之后，饮冰冻贺兰水，或冰淇淋，往往发霍乱之证。所以然者，冷与热参杂腹中，中气淆乱而吐利作也。气上冲则头痛而发热，表有寒则身疼痛。惟霍乱当先治里，前于"发热头痛"条下已详言之。治里有热多寒多之辨，热多则标阳在上而渴欲饮水，寒多则寒湿在下而不用水。饮水者患其停水，故用五苓散以泄之；不用水者，患其里寒，故用理中丸汤以温之，而表证从缓焉。

吐利止而身痛不休者，当消息和解其外，宜桂枝汤小和之。

此节申明后治其表之例，夫吐利止而身痛不休，原有二因：一为太阳水气凝沍皮毛，则必兼恶寒；一为太阳水气凝沍肌腠，则不兼恶寒。兼恶寒，便当用麻黄汤以达之，所以解表也；不兼恶寒者，但须桂枝汤以和之，所以解肌也。此小大轻重之辨也。

吐利，汗出，发热恶寒，四肢拘急，手足厥冷者，四逆汤主之。既吐且利，小便复利，而大汗出，下利清谷，内寒外热，脉微欲绝者，四逆汤主之。

浮阳上冲则吐，而发热汗出。阴寒内踞，则下利而恶寒。水气胜而血热不达，则四肢拘急而手足逆冷。寒水太甚，则三焦无火，而小便自利。溢入肠胃者，为下利清谷。水盛血寒，则脉微欲绝。凡见以上诸证，皆当与三阴寒湿下利同治，故均以四逆汤为主治之方也。

吐利下断，汗出而厥，四肢拘急不解，脉微欲绝者，通脉四逆加猪胆汁汤主之。

通脉四逆加猪胆汁汤方

甘草二两（炙），干姜三两（强人可四两），附子大者一枚（生，去皮，破八片），猪胆汁半合。

上四味，以水三升，煮取一升二合，去滓，内猪胆汁，分温再服，其脉即来。无猪胆，以羊胆代之。

吐利下断，张隐庵谓吐无所吐，下无所下，津液内竭，此说是也。然何以有汗出而厥诸证？汗出者浮阳亡于外也，阳浮于外则里气已虚，而四肢厥逆。阴液内耗，关节不濡，故四肢拘急不解。寒凝血败，故脉微欲绝。然何以不用四逆汤而用通脉四逆汤加人尿、猪胆汁？盖血寒于下，于法当温，故用干姜、附子以温之。然温其中下，恐犹不能载阳气而上出，故加葱白。但此津液内竭之证，吐下虽止，犹不免干呕而内烦，非加咸寒之人尿、苦寒之猪胆汁导之下行，必将为浮阳所格，下咽即吐，此即热药冷服之意，而又加周密者也。

吐利发汗，脉平，小烦者，以新虚不胜谷气故也。

此节为病后正气未复者言之。服四逆汤而吐利止，服桂枝汤而发汗已，其脉已平，可无他虑矣。然于食后往往烦懑气短，究其所以然，则以吐后而胃气一虚，下后而胃气再虚，发汗而胃气三虚，胃虚则胰液、胆汁并耗，不能消谷，故不胜谷气。减其食则愈，故不另立方治。

阴阳易瘥后劳复篇

伤寒，阴阳易之为病，其人身体重，少气，少腹里急，或引阴中拘挛，热上冲胸，头重不欲举，眼中生花，膝胫拘急者，烧裈散主之。

烧裈散方

上取妇人中裈，近隐处，剪烧灰，以水和服方寸匕，日三服。小便即利，阴头微肿则愈。妇人病取男子中裈烧灰。

妇人伤寒新瘥，男子与之交，余邪从廷孔吸入宗筋，谓之阴易。男子病后与妇人交，余邪由宗筋贯输廷孔，谓之阳易，如俗所传过癞者然。既云伤寒新瘥，即当证明所病者为何经，自来注家多欠分晓。盖三阳无寒湿，三阴多寒湿，而三阴证之新瘥，又必在寒尽阳回之期，未尽之湿邪乃一变而成湿热。苟令化热之湿浊渗入前阴，轻则为淋浊，重则腐烂而内溃。身体重者，太阴之湿象也。少气者，湿伤气也。少腹里急，或引阴中筋挛，膝胫拘急者，寒湿在下也。热上冲胸，头重不欲举，眼中生花者，浊热上僭，清阳为之蒙翳也。取中裈近阴处烧灰和服，以浊引浊，使病从何处受，即从何处出。夫磁石引针，珀引灯芯，同气相感也。故食瓜而病者，治以瓜皮汤。食谷而病者，治以饭灰，其理同也。近世医家，既不识病原为湿浊，又不明同气相感之理，无怪论及烧裈散，反憎其秽亵无理也。

大病瘥后，劳复者，枳实栀子豉汤主之。

枳实栀子豉汤方

枳实三枚（炙），栀子十四枚，香豉一升（绵裹）。

上三味，以清浆水七升，空煮取四升，内枳实、栀子煮取二升，下豉更煮五六沸，去滓，温分再服，覆令微似汗。若有宿食者，加大黄如博棋子大五六枚，服之愈。

大病瘥后，精气消歇，静以养之，犹恐本原之难复。若夫病后劳力，则百脉张而内热易生，汗液泄而表阳不固。内热生则不思饮食，表阳虚则易感风寒。烦热在里则中气易塞，风邪外袭则表气不濡。枳实以降之，栀子以清之，香豉以散之，而表里自和矣。若以病后中虚，食入易停，便当从宿食治，但加大黄如博棋子大五六枚，不烦用大小承气者，则以病后胃虚，不胜重剂故也。

伤寒，脉浮者，以汗解之；脉沉实者，以下解之。瘥已后，更发热，小柴胡汤主之。（此条订正）

伤寒瘥已，非谓病之自瘥也。大法脉浮者以汗解之，脉沉实者以下解之，可知"脉浮者"数语，当在"瘥已"上，传写倒误也。若瘥已后更复发热，表无太阳实寒，里无阳明实热，或由瘥后乏力多卧，表气不张，脾脏留湿，不能外达皮毛耳。故只需小柴胡汤以解外，使湿去表和，其热自退，此特为病后不胜重剂言之。不然，服枳实栀子汤，覆令微似汗，有宿食加大黄，前条已详言之，"脉浮者"数语，不几成赘说乎？

大病瘥后，从腰以下有水气者，牡蛎泽泻散主之。

牡蛎泽泻散方

牡蛎、泽泻、蜀漆（洗去腥）、海藻（洗去咸）、瓜蒌根、商陆根、葶苈子，以上各等分。

上七味，异捣，下筛为散，更入白中治之。白饮和服方寸匕，小便利，止后服。

凡人久卧则生湿，积湿则生痰，湿痰凝沍，则水道为之不通，若阴沟日久瘀塞者然。人之一身水气，至腰以下而大泄，肾与膀胱左右并有管相接，以出小便，《内经》所谓"决渎之官，水道出焉"者是也。然则腰以下正为水道宣泄之冲，不当留积水气，自大病久卧百脉停顿，必有败津留滞其中。水与败津化合，则胶固而成痰浊，并居血络，阻下行之路，水道为之不通。故必用蜀漆、葶苈以泻痰，商陆以通瘀，海藻以破血络之凝结。海藻含有碘质，能清血毒，故疮痈多用之而病根始拔。君牡蛎、泽泻者，欲其降而泄之也。用瓜蒌根者，所以增益水津，欲其顺水而行舟也。此利小便之大法，异于五苓散之不兼痰湿者也。

大病瘥后，喜唾，久不了了，胃上有寒，当以丸药温之，宜理中丸。

胃中有热则吐黄浊之痰，《金匮》但坐不卧之皂荚丸证也；胃中有寒则吐涎沫，《金匮》"痰饮篇"之小青龙汤证也。若大病瘥后之喜唾，则胃中本无上泛之涎沫，咽中常觉梗塞，所出但有清唾，此与吐涎沫者略同，而证情极轻缓。痰饮之吐涎沫，以吐黄浊胶痰为向愈之期。喜唾者，亦当如是，为其寒去而阳回也。至于久不了了，则胃中微寒，非用温药断难听其自愈。然汤剂过而不留，尚恐无济，故必用理中丸以温之，使得久留胃中，且日三四服，以渐而化之，则宿寒去而水饮消矣。

伤寒解后，虚羸少气，气逆欲吐，竹叶石膏汤主之。

竹叶石膏汤方

竹叶二把，石膏一升，半夏半斤，人参三两，甘草二两，粳米半斤，麦门冬一升。

上七味，以水一斗，煮取六升，去滓，内粳米，煮米熟，汤成去米，温服一升，日三服。

伤寒解后，无论从汗解与从下解，其为伤胃阴则一。中气虚而胃纳减，故虚羸少气。阴伤则胃热易生，胃热上升而不得津液以济之，故气逆欲吐。师用竹叶、石膏以清热，人参、甘草以和胃，生半夏以止吐，粳米、麦冬以生津，但得津液渐复，则胃热去而中气和矣。

病人脉已解，而日暮微烦，以病新瘥，人强与谷，脾胃气尚弱，不能消谷，故令微烦，损谷则愈。

病已脉和，当可免余邪之留恋矣。间亦有日暮微烦者，非病也。盖其病新瘥，脾胃尚虚，不能遽胜谷食，谷食停而湿热内蕴也。然何以必在日暮？盖日暮为地中蒸气上升，草木炭气张发之候。胃中新食壅阻成湿，与此升发之气相感，骤然上蒙，因见烦热。则但损谷，其烦当止，更不须大黄五六枚也。

痉湿暍篇

伤寒所致太阳病，痉、湿、暍三种，宜应别论，以为与伤寒相似，故此见之。

痉证有太阳，有阳明。湿证有太阴，有太阳。中热、中暍，虽初病恶寒，而实与伤寒有别。仲师列三证于伤寒之后，正欲使人致辨于疑似之间耳。

太阳病，发热无汗，恶寒者，名曰刚痉。（此条订正）

太阳病，发热汗出，不恶寒者，名曰柔痉。

"痉"原作"痓"，陈修园《金匮浅注》以为"痉"之误，是也。然何以有刚痉、柔痉之别？盖人之一身，血热而水寒，发热则血热胜，无汗则水气未泄。伤寒之证，无汗者多恶寒，则无汗之证，正不得云"反恶寒"。无汗者表实，水气遏于外，脉络张于内，两不相下，故曰刚痉。若发热汗出不恶寒，则表气已疏，无筋脉紧张之象，故曰柔痉。

太阳病，发热，脉沉而细者，名曰痉，为难治。（此条订正）

此节节末，当如《金匮》补出"为难治"三字，传写讹脱也。太阳病发热无汗者，脉必浮紧；有汗者，脉必浮缓。若一见沉脉，便是痉证。故同一发热有汗之太阳证，而脉反沉迟，即为柔痉，而于桂枝汤本方内加生津之瓜蒌根，以濡其筋脉。然则本条之脉沉而细，为标热本寒，亦宜瓜蒌桂枝汤加附子以温经，而其证当愈。盖里气不温，则水寒不能化气，无生津之药，不能外濡筋脉，若徒恃桂枝以解肌，正恐津液加耗而益增强急，故曰难治。非谓此证之不治也。

太阳病，发汗太多，因致痉。

太阳之病，有失表而传阳明者，亦有汗液太泄而传阳明者，伤寒如此，痉证亦然。惟筋脉强急，则为痉证之独异，而要亦未尝不可。曾见燥实之阳明证，亦有两足拘挛，不能履地者；又有从髀关下经伏兔牵右膝而不伸者，要之为大承气汤证。可以悟发汗致痉之大旨矣。

病者身热足寒，颈项强急，恶寒，时头热面赤，目脉赤，独头动摇，卒口噤，背反张者，痉病也。

此节前后绝然二证，不可以混治。身热足寒颈项强急恶寒，为无汗之刚痉，属太阳，即《金匮》所谓"葛根汤主之"者是也；时头热，至背反张，肠胃及筋脉俱燥，为痉病最剧之证，属阳明，即《金匮》所谓"可与承气汤"者是也。中风本先发热，风从上受而不及于下，故身热而足寒。颈项强急，为风寒袭太阳经络。恶寒者，表未解也，此葛根汤方治，所谓寓生津于发汗之中者也。若夫胃热上熏，则头热而面赤；热邪郁于脑部，则目脉赤；血热挟风，循神经上冲巅顶，则独头动摇；牙龈筋脉，以液涸而强急，故卒口噤；燥矢郁于内，筋脉挛于外，故背反张。此大承气汤方治，所谓急下存阴，而间不容发者也。

太阳病，关节疼痛而烦，脉沉而细者，此名湿痹。湿痹之候，其人小便不利，大便反快，但当利其小便。

《内经》云"湿流关节"，又云"湿胜则濡泻"，故关节疼痛而烦，小便不利，大便反快者，名曰湿痹。痹者，闭塞不通之谓。痹于外，则毛孔塞而汗液不通，譬之不毛之地，蒸气内郁；痹于内，则下焦壅而小便不利，譬之浊秽之淖，涓滴不流。表气不达，则水气窜于节骸空隙处，筋络受其浸灌，始则酸疼，继则烦热；里气不通，则三焦水气与膏液并居，阻其肾脏输尿之上源，黏腻而不泄，水乃上泛，窜入回肠而大便反快。脉沉而细者，太阳之气不能外内之明证也。师言"小便不利，大便反快，但当利其小便"，此特据湿痹下焦言之耳。若但见关节疼痛而烦，则湿痹在腰以上，但发其汗即愈。此可于风湿相搏节领悟之。

湿家之为病，一身尽疼，发热，身色如熏黄。

《内经》云"脾藏湿"，又云"脾主肌肉"。一身尽疼者，太阳阳气不宣，肌肉为滋腻之邪所闭塞，血分热度蕴蒸于内，则发为表热。而身色如熏黄，大便坚，小便利者，宜桂枝附子汤去桂加术；小便不利者，宜麻黄加术汤，已详阳明系在太阴条。若八九日间濈然汗出者，大便必硬，宜茵陈蒿汤。

湿家，其人但头汗出，背强，欲得被覆向火。若下之早则哕，胸满，小便不利，舌上如胎者，以丹田有热，胸中有寒，渴欲得水而不能饮，口燥烦也。

　　湿家之为病，外痹于毛孔，内痹于下焦，前条已详言之矣。痹于毛孔，故表汗不泄而但头汗出；痹于下焦，则秽垢淤塞水道而小便不利。邪入大肠经输，故背强。寒水郁于毛孔之内，故欲得被覆向火。此时表寒未解，下之太早，则太阳寒水内陷胸膈。寒湿在里，故呃而胸满。太阳标阳以误下而陷入膀胱，故丹田有热。舌上如苔者，以上湿下热，推之必白腻而兼有黄色也。热在下焦，蒸气上搏阳明，故渴欲饮水。湿在上膈，故不能饮，口燥而心烦，溃溃无奈何之象也。此证出于误下，师不立方，陈修园以黄连汤补之，最为近理。鄙意于原方加吴茱萸以止呃，似较周密。盖呃为寒呃，断非竹茹橘皮汤所能止也。

　　湿家，下之，额上汗出，微喘，小便利者，死；若下利不止，亦死。

　　太阴湿证，本属虚寒，血分热度最低，所忌阳气外脱，阴液内亡，所冀大便溏泄畅适，则黏滞之腐秽当去。小便一利，其病当愈，而非太阳将传阳明上湿下燥者可比。若一经误下，无论黏滞之秽物如胶痰黏着肠胃，非芒硝、大黄一过之力所能尽，而下后血热不能外达，或转致阴阳离决。阳上脱则额上汗出微喘，小便复利者，必死，其阳脱而阴复不守也。阴气脱，则下利不止亦死，为其回肠旋折之处，不复留顿里阳，不能运化水气，而阴气下绝也。

　　问曰：风湿相搏，一身尽疼痛，法当汗出而解，值天阴雨不止，医云此可发汗，汗之病不愈者，何也？答曰：发其汗，汗大出者，但风气去，湿气在，是故不愈也。若治风湿者，发其汗，但微微似欲汗出者，风湿俱去也。

太阳之证，身疼痛者，救表皆宜麻黄汤，惟湿证则非一汗所能愈，以太阳与太阴同病也。故治湿证，但有麻黄加术汤、麻黄杏仁甘草薏苡汤，表里同治，然后风湿俱去，此风湿初病无汗之治法也。但方治固宜抉择，寒病向愈，亦贵有天阳之助。师言"值天阴雨不止，医发其汗，汗大出，风气去，湿气在，故不愈者"，一以见麻黄汤之不合于风湿，一以见发汗之必当其时。盖阴雨不止之时，地中水气上蒸，空中水气下降，人体中黏滞不化之湿，方且应天时而发，故有天将雨而足先痒者，亦有当雨而肚腹胀满者。乃又虚其毛孔以为受湿之地，开门揖盗，是表里两受其困也。即使风湿并治，期病者微汗而解，且犹不愈，况令汗大泄乎？但此特为风湿无汗者言之耳。若夫汗出恶风及身体疼烦不能自转侧，骨节疼烦掣痛不得屈伸，近之则痛剧者，《金匮》另有方治，不在此例。

湿家病，身上疼痛，发热，面黄而喘，头痛，鼻塞而烦，其脉大，自能饮食，腹中和，无病，病在头中寒湿，故鼻塞，内药鼻中则愈。

湿病上半身疼痛，虽非一身尽疼者可比，要为湿伤肌肉。肌肉为络脉所聚，血热与湿邪相抗，因而发热。湿家身色本黄，湿在上体，故但面黄。湿困肌理而伤及肺气，因而喘息。头痛鼻塞而烦，脑气为风湿所阻也。脉不沉细而大，则证象在表，其为当发汗与否，尚未可定。观其尚能饮食，腹中无病，但见头痛鼻塞，即可知为风中于脑。吾乡陈葆厚先生，每用细辛、薄荷、豆蔻研末，令病者吸入鼻中，时有小效，此亦纳药鼻中之意也。然此证风中于脑，湿凝而气阻，似不如用荆芥、防风、蔓荆子、紫苏、蝉衣等煎汤，熏之出汗，似较纳药鼻中为胜，并附存之。

病者一身尽疼，发热，日晡所剧者，此名风湿。此病伤于汗出当风，或久伤取冷所致也。

风伤皮毛，寒伤肌腠，乃病身疼，《内经》所谓"形寒饮冷，则伤肺"者，此证是也。盖风寒由表入肌，汗液未泄者，悉凝聚而成寒湿，湿伤肌肉，故一身尽疼。卫气外闭，营血内抗，是生表热。此即前条"法当汗出而解"之证。若疼痛甚者，宜桂枝麻黄各半汤；若表热甚者，宜桂枝二越婢一汤，或用麻黄加术汤，随证酌剂可也。

太阳中热者，暍是也，其人汗出恶寒，身热而渴也。

近日市医动称"伏气"，此谬论也。夫"太阳篇"中既明言太阳温病矣，此更言太阳中热，太阳中暍，可见六气外感，断无伏气可言。如《内经》所言，病伤寒而成热者，先夏至为病温，后夏至为病暑。不过谓一二日间，寒病化热，非谓冬令之伤寒久伏，至夏令而化热也。不然伤寒三候，阳明脉大，失时不治，有津液枯竭而死者，正恐当夏至前后而墓草荒矣。故曰，言伏气者谬也。暍之为义，从"日"从"渴"者，谓暴于日中而渴也。今有暴于烈日之中燥渴不止者，计惟以凉水徐与之，使不伤其正气。设有医者在旁，津津而谈伏气，则乡愚皆笑之矣，谓明系今日所受之病，何医生善言隔年事也。夏令皮毛开泄，热邪直中肌腠，肌腠受灼，故汗出。所以恶寒者，皮毛虚而风犯之也。身热而渴，汗出则津液少而血分增热，故肌肉俱热，胃汁外散，故渴也。此证仲景用人参白虎汤，与"太阳篇"渴欲饮水及口燥渴、心烦、背微恶寒者同法，可见本条之恶寒，正与"太阳篇"之微恶寒同。明者辨之。

太阳中暍者，身热疼重，而脉微弱，此以夏月伤冷水，水行皮中所致也。

有阳热之中暍，有阴寒之中暍。太阳中暍固属热证，至于身热疼重，脉微弱，便可决为湿困脾阳。脾主肌肉，天阳外迫，故身热。寒湿壅阻肌理，故疼重。人身之毛孔，一日不死，则一日悍气外泄，不能受水。然则师云，"夏月伤冷水，水行皮中所致"，其旨安在？盖畏热之人，日以凉水浸灌，则皮中汗液悉化寒水可知。水行皮中者，为本体汗液外受凉水所化，而非皮毛之可以进水也。皮毛无汗，阳气不得外泄，肌肉困于水湿，血热被压，故脉微弱。仲师于《金匮》出一物瓜蒂汤，历来注家不知其效用。予治新北门永兴隆板箱店顾五郎亲试之，时甲子六月也。予甫临病者卧榻，病者默默不语，身重不能自转侧，诊其脉则微弱，证情略同太阳中暍，独多一呕吐。考其病因，始则饮高粱酒大醉，醉后口渴，继以井水浸香瓜五六枚，卒然晕倒。因念酒性外发，遍以凉水浸瓜，凉气内搏，湿乃并入肌腠，此与伤冷水，水行皮中正复相似。予乃使店友向市中取香瓜蒂四十余枚，煎汤进之，入口不吐。须臾尽一瓯，再索再进，病者即沉沉睡，遍身微汗，迨醒而诸恙悉愈矣。

太阳中暍者，发热恶寒，身重而疼痛，其脉弦细芤迟，小便已，洒洒然毛耸，手足逆冷，小有劳，身即热，口开前板齿燥。若发汗则恶寒甚，加温针则发热甚，数下之则淋甚。

发热恶寒，身重而疼痛，小便已，洒洒然毛耸，手足逆冷，全似太阳表寒证。所异者，脉不见浮紧而见弦细芤迟耳。卫虚故弦细，营虚故芤迟。见此脉者，不当汗下，全书成例俱在，不可诬也。小有劳，身即热，口开前板齿燥，则阴虚之的证矣。然但凭证象而论，恶寒身痛似麻黄证，身热、口开、前板齿燥似承气证。然卫阳本虚之人，发汗则其表益虚，故恶寒甚。以营阴本虚之人，下之则重伤其阴而淋甚。以阴亏之人而加温针，故发热甚。此证忌汗下被火，与太阳温病绝相类，所不同者，营卫两虚耳，故脉证不同如此。按：此亦人参白虎汤证，若西瓜汁、梨汁、荷叶露、银花露，并可用之以解渴也。

跋

　　余八九岁入塾时，家君即酷嗜岐黄家言，间为人治病，辄着奇效。时年甫三十，以当时肆力举业文字，未遑问世。嗣后南走湖湘，北游齐鲁，行箧中恒以方书自随，未尝一日暂废。及自淮县归，家居数载，暇即与里中钱性芳、朱翔云、冯箴若诸先生互相讨论，以阐发经旨为要务，而以刘、李、张、朱之溺于一偏为非是。里中时医闻之，多河汉其言而不之信，以是不洽于众口，道尼不行。岁己未，因悬壶于沪上，以利济世人疾苦为事，亦不屑于诊金之多寡，以是贫病者咸感赖之。嗣是孟河丁甘仁先生复聘主广益中医专门学校，讲席授课之暇，亦肆力于医。于《伤寒》《金匮》二书，尤多所论著，于经文之错误，多所改正，不取前人之望文生训。庚午年，始成《伤寒发微》一书，命（男）及吴县门人陈道南分任抄写，稿藏于家。今年春，始托丁君济华担任剞劂，而校正文字之役则嘱沈君石顽。二君皆曾受学于家君者，故尤服膺师说。昔汉人治经，贵重师承，故两汉经生，多以经术名世，若二君者，其亦有汉人之遗意乎！余不文，乐二君之相与有成，而家君之书行将传世也。爰略书数语于后，以志其梗概云。

辛未五月端午节后二日　　男　锡嘉　谨跋